ÉTUDE

DE

L'APHASIE

DANS LES

Toxi-Infections de l'Enfance

PAR

Mlle J. LÉVÊQUE

Docteur en Médecine
Ex-aide d'Anatomie
Ex-Interne des Hôpitaux et de la Clinique Infantile
Lauréate de la Faculté des Sciences et de la Faculté de Médecine

TOULOUSE

CH. DIRION, LIBRAIRE-ÉDITEUR

22, rue de Metz et rue des Marchands, 33

—

1911

ÉTUDE

DE

L'APHASIE

DANS LES

Toxi-Infections de l'Enfance

PAR

Mlle J. LÉVÊQUE

Docteur en Médecine
Ex-aide d'Anatomie
Ex-Interne des Hôpitaux et de la Clinique Infantile
Lauréate de la Faculté des Sciences et de la Faculté de Médecine

TOULOUSE
CH. DIRION, LIBRAIRE-ÉDITEUR
22, rue de Metz et rue des Marchands, 33

1911

DU MÊME AUTEUR

DOCUMENTS RECUEILLIS DANS LES SALLES DE DISSEC-
TION : Anomalies musculaires, vasculaires et nerveuses. M.
LEVADOUX et Mlle LÉVÊQUE. (*Toulouse-Médical*).

ANOMALIE DE LA VEINE JUGULAIRE INTERNE. M. LEVA-
DOUX et Mlle LÉVÊQUE. (*Toulouse-Médical*).

HYDRONÉPHROSE AVEC ANOMALIE VASCULAIRE. M. LAF-
FONT et Mlle LÉVÊQUE. (*Toulouse-Médical*).

OBSERVATION D'UN CAS DE MALADIE BRONZÉE D'ADDI-
SON. M. R. CESTAN et Mlle LÉVÊQUE. (*Toulouse-Médical*).

HYPERTROPHIE PROSTATIQUE, CALCUL DE LA VESSIE ET
ÉNORME DILATATION DES URETÈRES. (*Société Anatomo-clinique*).

PARALYSIE INFANTILE GÉNÉRALISÉE. (*Toulouse-Médical*)

INSERTIONS INFÉRIEURES DU MUSCLE GRAND FESSIER.
(*Congrès d'Anatomie de Lille, 1905*).

LES FORMATIONS GRAISSEUSES INTRA ET PÉRIARTICU-
LAIRES. (*Congrès d'Anatomie de Marseille, 1909*).

AVANT-PROPOS

Fidèle à l'usage traditionnel, nous commençons ce travail par le testament de reconnaissance que tout médecin n'a garde d'oublier à la dernière heure de sa vie d'étudiant.

Que l'on me pardonne d'abandonner ici ce pluriel majestueux, si lourd à une plume féminine. Une page est si courte pour exprimer de tels sentiments, que je fais bon marché des artifices de rhétorique. Je tiens à m'excuser par avance des omissions involontaires : il est parfois plus difficile encore d'exprimer sa gratitude que son ressentiment, l'un et l'autre ne s'oublient pas !...

Le service d'anatomie, si hospitalier pour moi durant le cours de mes études, a droit le premier à ma reconnaissance. Avec l'enseignement clair et précis qui a su me faire aimer une science peu féminine entre toutes, j'y ai trouvé mieux encore : l'appui moral, soutien de bien des heures difficiles. Je n'ai point attendu ce jour pour dire à mes maîtres que ma dette envers eux est de celles que l'on ne peut acquitter.

J'ai fait mes premières armes d'externe à la clinique des maladies mentales de M. le professeur Rémond, et je conserverai le meilleur souvenir de ses leçons qui ont le charme de la plus fine et de la plus aimable des causeries. Je suis heureuse d'y finir mon internat ; je le remercie vivement de sa bienveillance si marquée à mon égard et d'avoir bien voulu accepter la présidence de cette thèse.

Interne de M. le professeur Jeannel, j'ai toujours suivi son service avec le plus grand intérêt. On y apprenait, au lit du malade, la pathologie externe en écoutant de savantes leçons que la grande habileté professionnelle du chirurgien complétait par la meilleure démonstration pratique.

A la mémoire de M. le docteur Bauby, je dois un souvenir ému pour la sympathie dont il me donna tant de preuves à l'hôpital et à la Faculté.

Mes connaissances en obstétrique ont été acquises au jour le jour dans le service d'accouchements de M. le professeur Audebert. Elles sont empruntées à l'expérience de ce maître dont ses élèves ne sauraient jamais suffisamment profiter avant d'aborder la clientèle.

Je remercie MM. les docteurs Ripal, Cestan, Baylac, Daunic et Basset, auprès desquels j'ai fait mon éducation médicale. Leur inépuisable complaisance m'a toujours encouragée à leur demander conseil.

Que MM. les docteurs Gilles, Mériel, Garipuy, Dambrin, Bourguet, Bardier, Bibent, me permettent de leur témoigner ici ma gratitude pour tous les bons avis qu'ils ne m'ont jamais refusés dans le cours de mes études.

Je me suis attachée à la clinique des maladies infantiles avec la spontanéité instinctive qui rapproche la femme des tout petits. Ces bambins ont été pour moi le sourire de l'hôpital et j'espère bien ne point leur dire adieu.

Aux docteurs Baudet, Boireau et Clermont, qui m'ont préparée à l'internat, je réserve mon dernier et meilleur remerciement.

A vous, mes excellents camarades de l'Internat, à la complaisance desquels j'ai eu si souvent recours merci de votre fraternelle amitié.

PRÉFACE

Le sujet de cette thèse a été tiré de l'observation d'une aphasie au cours de la fièvre typhoïde.

M. le professeur agrégé Dieulafé, en villégiature à Luchon, eut l'occasion de causer avec M. le docteur Germès, de ce malade alors convalescent. Plusieurs médecins avaient été appelés à donner leur avis au moment où les complications cérébrales s'étaient produites. Ils n'avaient jamais rencontré des cas analogues. Quelques mois après, un heureux hasard nous fit assister à l'apparition d'une aphasie pendant la coqueluche. La signification réelle de ce syndrome fut d'abord méconnue, et l'on avait pensé qu'il s'agissait d'une méningite tuberculeuse.

Nous placions l'aphasie jusqu'alors parmi les complications très exceptionnelles des maladies infectieuses. Nous avons fait quelques recherches sur ce sujet et nous avons découvert un nombre assez considérable d'observations semblables. La fréquence de ce syndrome n'avait pas été remarqué : il nous paraît cependant utile de la souligner, ne serait-ce, après beaucoup d'autres motifs, que pour éviter de faciles erreurs de diagnostic.

Nous nous proposons donc, dans ce travail, de montrer par un petit nombre d'observations cueillies au hasard, l'importance de ce syndrome, sa fréquence, ses causes, son évolution qui méritent une description particulière dans le chapitre des aphasies infantiles.

CHAPITRE PREMIER

Historique

On peut très simplement définir l'aphasie : un état caractérisé par des troubles du langage survenant chez un sujet de mentalité normale, ne dépendant pas d'un déficit intellectuel, avec intégrité de l'appareil phonateur.

Il est indispensable d'établir ensuite d'une façon précise ce qu'est le langage dont nous parlons. Il ne s'agit point ici de ce langage naturel qui consiste « pour un individu à communiquer à autrui par une série de sons, les impressions qu'il éprouve » (Marie. *Presse Médicale*, décembre 1877), car cette faculté d'expression rudimentaire commune à l'homme et aux animaux appartient encore à l'aphasique. Il a perdu le « langage conventionnel », plus riche que le précédent et qui lui permet, par des termes appropriés de synthétiser les différents attributs des objets, de les grouper en phrases intelligibles à ses semblables, et de passer aisément ainsi de l'idée au mot.

Il est plus facile de décrire la symptomatologie de cette affection que d'en donner une définition exacte. Quoiqu'il en soit, l'expression clinique de cette lésion du système nerveux n'avait pas été méconnue avant l'époque actuelle. Les philosophes, les historiens, les poètes de l'antiquité furent frappés par cette perturbation du langage. C'est au début du siècle dernier que remontent les premiers travaux vraiment scientifiques sur cette question. Ils se rapportèrent surtout à l'anatomie pathologique. L'aphasie est causée par la lésion d'une partie nettement localisée des circonvolutions de l'écorce cérébrale, et la lésion, si minime soit-elle de cette zone, suffit pour que l'articulation des mots et les autres modalités du langage soient profondément troublées.

Il serait banal de rappeler ici ce que l'on a dit si souvent, et bien mieux, de l'aphasie. Le précurseur du père de l'aphasie fut Bouillaud, dès 1825, qui attribua un rôle particulier à la région frontale dans la fonction du langage. Dax remarqua la suprématie fonctionnelle de l'hémisphère gauche chez les sujets droitiers, créée par l'hérédité des habitudes, et Broca en 1861, précisa mieux encore, au pied de la troisième frontale gauche, le territoire affecté à la parole articulée.

Ce fut une révélation. La réalité de la lésion anatomique que personne n'avait vue jusqu'alors fut dûment contrôlée par un nombre considérable d'observations et de rapporteurs. Peu de temps après la gloire de Broca suscite un émule : Wernicke, 1875, et à côté de l'aphasie motrice apparaît l'aphasie sensorielle : la surdité verbale, complétée plus tard par l'adjonction de la cécité verbale, Kusmaüll, bien étudiée depuis par M. Déjerine. Avec tous ces centres corticaux : vision verbale, audition verbale, écriture langage articulé, on ébauche des schémas, et par une heureuse hypothèse, M. Grasset élabore sa théorie du polygone. D'une construction géométrique va sortir l'explication facile des principales opérations intellectuelles du langage.

Mais le roman est trop simple pour durer ainsi : M. Marie, frappé par des contradictions évidentes qui ressortent de l'examen anatomique et clinique de certains sujets, vient battre en brèche cette théorie laborieusement acquise, et voilà que les neurologistes de l'époque actuelle recommencent le débat, et luttent à coup d'observations circonstanciées et de cerveaux soigneusement débités en d'innombrables coupes sériées. Les malades qui font l'objet de cette discussion, sont d'ailleurs des types cliniques complètement différents de ceux que nous avons observés. Il ne s'agit point ici de ramollissements par lésions vasculaires laissant leur trace indélébile dans la mentalité de notre malade, mais de ce que l'on a longtemps appelé des aphasies fonctionnelles « *sine materia* » des aphasies transitoires, curabilité qui les caractérise suffisamment pour en faire une classe à part entre tous les syndromes analogues.

Ainsi que le dit Corneille dans sa thèse. « Aphasie dans le diabète » (1707-1798), l'aphasie « est un symptôme d'affections diverses, et non une maladie spéciale ». Elle a été signalée dans un grand nombre d'états morbides, soit toxiques, soit infectieux. Plus on avance dans l'étude de la bactériologie et mieux on se rend compte de l'influence que peuvent avoir les toxines et les microbes sur les centres nerveux. Ce fut d'abord un simple rapport de coïncidence qui frappa les premiers observateurs. On se contenta de signaler la coexistence de paralysies avec les maladies aiguës, constatation clinique faite par Gubler, en 1860-61.

Vingt ans auparavant, nous pouvions cependant relever déjà des troubles de la parole au cours de la fièvre typhoïde ; Weiss, de Saint-Pétersbourg « communique des cas où de petits malades avaient été pris de l'impossibilité de parler ». Nous trouvons deux autres observations semblables dans les cliniques de Trousseau. Avec les travaux de Mauriac en 1870, on en fait presque toujours une manifestation syphilitique. Plus tard, Serre, en 1881, se place à un autre point de vue, et, pour lui, aphasie transitoire signifie aphasie fonctionnelle. C'est une aphasie nerveuse, simple manifestation névropathique se rattachant de près ou de loin à l'hystérie.

Mᴵˡᵉ Aron, en 1900, est parvenue à réunir un assez grand nombre d'observations d'aphasie dépendant d'une névrose, mais cette dernière n'en est pas la seule cause, les aphasies transitoires des artério-scléreux « claudication intermittente du cerveau », de Grasset, les intoxications : tabagisme, saturnisme, morphinomanie, démontrent bien la pluralité des facteurs qui interviennent dans la production de ce syndrome.

A l'époque actuelle, grâce à l'étude des encéphalites, des polio-encéphalo-myélites, on a admis la possibilité de lésions cellulaires cérébrales se rattachant à une infection généralisée de l'organisme. Ainsi que le croit Hanot (Société médicale des Hôpitaux, 4 mars 1896), l'aphasie est due à l'action de microbes et de leurs toxines sur les centres cérébraux, et c'est ainsi qu'il est légitime de comprendre la pathogénie des troubles du langage au cours des différents états infectieux.

L'aphasie traduit en somme des désordres cellulaires, et alors que se pose la question de l'origine toxique d'un grand nombre de psychoses, il est intéressant de constater la fréquence vraiment surprenante de cette complication des maladies infectieuses.

Parce que l'aphasie est sur les confins de la psychologie et de la physiologie et qu'elle fut la première conquête sur les territoires inexplorés de l'écorce cérébrale, cette question après tant de travaux divers, soulève encore d'intéressantes polémiques. Cinquante ans à peine nous séparent de cette séance de la Société d'anthropologie où Broca distingua le syndrome « aphémie » des autres troubles du langage, lui donna un nom et un patrimoine cérébral. Depuis lors, le nom prématurément changé, la localisation contestée, laissent peu de chose de l'œuvre de Broca et une large place aux investigations des neurologistes.

Il serait présomptueux de nous attaquer à pareille question : nous nous bornerons simplement à interpréter quelques observations d'aphasie au cours des maladies infectieuses chez l'enfant, et à rechercher dans les faits cliniques la nature des causes qui président à l'apparition de ce syndrome.

CHAPITRE II

Etiologie — Pathogénie

L'étiologie des aphasies transitoires dont nous nous occupons est définie par les affections mêmes qui lui donnent naissance. Il n'est pas douteux que ces troubles de la parole relèvent du processus infectieux initial. Cependant, à côté des causes déterminantes, il y a lieu d'envisager des conditions prédisposantes qui ont ici le plus grand rôle et préparent l'action des premières en faisant du système nerveux un terrain favorable.

Nous devons rappeler au début de ce chapitre la phrase du professeur Landouzy, plus vraie ici que nulle part ailleurs : « On entre dans la maladie par trois portes différentes : l'hérédité, l'infection, l'intoxication. »

Dans un siècle où les travaux de laboratoire ont donné une grande importance à l'agent spécifique dans l'apparition des maladies contagieuses, il paraît étrange, au premier abord, d'admettre l'influence des ascendants dans l'étiologie d'une aphasie infectieuse. C'est qu'en effet, les troubles du langage constituent une complication nerveuse rare et qui demande pour se produire un concours de facteurs difficilement réalisé dans un organisme exempt de tares héréditaires. L'hérédité pathologique est précisément la « transmission des aptitudes organiques viciées des parents » (Raymond) nécessaires à la production de ce syndrome. Pour que l'influence de l'agent infectieux arrive à se faire sentir sur certains centres cérébraux, la condition essentielle sera « cette dystrophie des éléments anatomiques, de nos cellules, d'où résulte la prédisposition morbide. Dans certaines familles, les cellules fonctionnent de telle façon, la qualité des humeurs ou les moyens de défense sont tels, que les maladies infectieuses par exemple, ont sur elle la plus large prise » nous dit M. Raymond dans son traité de l'hérédité morbide. .

Dans la genèse des phénomènes nerveux que nous étudions, les faits cliniques nous apprennent que les antécédents pathologiques se groupent autour de trois chefs principaux, l'hérédité nerveuse en première ligne, la diathèse neuro-arthritique et la tuberculose.

De même que l'hérédité physique comporte la cession aux descendants des caractères particuliers à une race ou un individu, l'hérédité morbide suppose « la transmission de qualités cellulaires ou pathologiques ». La valeur de nos organes dépend de l'intégrité de ceux de nos parents Nous concevons donc l'influence considérable du système nerveux des ascendants sur celui de l'enfant et sur leur développement organique ; car ce système nerveux en plus d'une fonction spéciale qui lui est dévolue est un véritable centre somatique qui équilibre l'activité des organes. Le rôle des tares nerveuses est très important dans les déterminations cérébrales des maladies infectieuses. Nous n'héritons pas de la maladie elle-même, mais « elle est en puissance dans l'organe déchu et n'attend qu'une occasion pour se manifester ». C'est ainsi que l'on voit dans certaines familles une prédisposition fâcheuse aux maladies du cerveau et de la moëlle. L'affection est similaire,, elle frappe ce même organe avec des causes différentes syphilis, tuberculose, parce que la valeur du tissu est amoindrie, le fonctionnement déficient en présence d'un processus toxique la défense moindre, l'hérédité a créé la fragilité congénitale du système nerveux.

Et c'est pourquoi nous relevons fréquemment dans les observations de nos petits malades l'aliénation mentale, l'épilepsie, l'hystérie, l'éclampsie chez leurs ascendants. Nous apprenons, par l'interrogatoire, que dans certaines familles la même maladie, la fièvre typhoïde par exemple, a produit le même complexus symptomatique chez plusieurs enfants qui ont eu tous à cette occasion des phénomènes méningés.

Ce rôle d'appel créé par l'hérédité nerveuse s'accentue encore en présence de certaines diathèses, l'arthritisme, par exemple. Il fut un temps où l'on se demandait avec Charcot, si l'on devait séparer les nerveux des arthritiques. On est arrivé à rapprocher singulièrement ces deux genres de malades qui ont des manifestations communes. Peut-être l'arthritisme contribue-t-il à préparer encore le terrain en diminuant sa résistance. Faut-il invoquer une aplasie vasculaire cérébrale favorisant l'encéphalite de même que les arthritiques sont prédisposés aux scléroses vasculaires rénales, aux hémorroïdes, à l'hémorragie cérébrale ?... Pour apprécier la valeur exacte de l'influence de cette diathèse, il faudrait mieux connaître son action, aussi nous bornons-nous à coastater une simple coïncidence de faits.

Nous ne pouvons passer sous silence la part qui revient à la tuberculose dans l'hérédité des enfants qui ont de l'aphasie toxi-infectieuse. Nous arrivons à considérer ici l'influence d'une infection des parents et d'une intoxication héréditaire sur l'évolution d'une maladie. Les infections peuvent agir sur l'enfant de plusieurs façons différentes : par contamination directe des cellules germinatives, hérédité de graine Ce n'est point cette infection directe qui nous occupera ; par intoxication des germes « les cellules sont imprégnées par des toxines, leur nutrition est viciée et c'est cette dystrophie cellulaire qui agit » : les infections des parents retentiront sur la vie de l'être procréé en modifiant son dynamisme cellulaire. Elles auront plus d'importance encore si elles se produisent pendant le cours de la grossesse. M. Pinard a étudié les effets de l'infection des générateurs. Il l'a souvent relevée dans les antécédents d'enfants atteints de dégénérescence, d'idiotie, de malformations congénitales. Et de même que souvent les infections maternelles durant la grossesse peuvent causer des troubles de la croissance et du développement du fœtus, pourquoi ne causeraient-elles pas des dystrophies particulières des viscères du système nerveux par exemple : on pourrait invoquer cette origine pour l'agénésie de certains centres cellulaires ayant pour résultat la surdimutité. Nous ne savons si l'on doit attribuer une importance spécifique particulière à la tuberculose dans l'étiologie des encéphalites. Peut-être la fréquences de l'hérédo-tuberculose chez ces enfants est-elle due simplement à ce que cette infection chronique est plus facilement reconnue. Cette notion des antécédents tuberculeux du malade est intéressante à connaître à propos du diagnostic, car l'encéphalite aiguë est souvent prise pour de la méningite tuberculeuse.

Mais ces causes qui ont créé la vulnérabilité des centres nerveux ne sont pas suffisantes. Elles demandent un complément indispensable fourni par l'infection ou l'intoxication.

Le sexe du sujet ne paraît avoir aucune importance sur la fréquence de cette complication. Il n'en est pas de même de l'âge et l'encéphalite n'est pas rare de deux à cinq ans. Elle augmente avec la jeunesse du sujet. L'enfant a l'écorce du cerveau particulièrement

fragile. Il est à remarquer que ces complications cérébrales se rencontrent peut-être plus souvent dans les
pays septentrionaux, régions de choix pour le développement des épidémies de polio-myélite et de méningite cérébro-spinale.

Paillès, dans sa thèse sur les aphasies transitoires,
divise les affections pouvant donner lieu à ce syndrome en : maladies infectieuses, spécifiques ou non
spécifiques. En fait toutes les maladies infectieuses
peuvent causer cette complication depuis celles qui
ont la réputation de revêtir souvent la forme nerveuse
« grippe, scarlatine, fièvre typhoïde » jusqu'aux infections plus bénignes en apparence : varicelle, vaccine,
oreillons. On constate cependant une fréquence relativement très grande de cette complication dans la
fièvre typhoïde qui fournit à elle seule la moitié des
observations.

Il faut reconnaître d'ailleurs que le bacille d'Eberth
agit sur le système nerveux, dans la presque totalité des
cas, d'une façon plus ou moins intense ; dépression.
stupeur ou intoxication encore plus aiguë, délire
maniaque, confusion mentale Il n'est donc pas surprenant d'assister, par l'extension du processus, à une
scène aphasique qui disparaîtra comme le délire onirique, le plus souvent sans laisser de traces,

Après la fièvre typhoïde vient la grippe qui doit
être fréquemment incriminée, la scarlatine, cette
fièvre éruptive à prédilection cérébrale. Nous rencontrons aussi dans la liste de nos observations des oreil-

lons, des rougeoles, rhumatismes, chorée, fièvre paludéenne, pneumonie, paralysie infantile, assez souvent la coqueluche. Même en dernier lieu, de simples troubles digestifs, si fréquents à l'aube de notre existence peuvent méchamment donner cette effrayante surprise ; et pour aller du maximum au minimum, nous arrivons enfin à cette aphasie *sine-materia*, la classique aphasie fonctionnelle hystérique dont nous avons aussi réuni quelques observations.

L'étiologie infectieuse admise, comment expliquer le mécanisme pathologique ? La théorie de l'embolie était séduisante. Bon nombre de ces états infectieux en effet : typhoïde scarlatine, rhumatisme. s'accompagnent fréquemment de lésions cardiaques : or, de l'endocarde à la sylvienne, il n'y a qu'un pas rapidement franchi par l'embolie du cœur gauche. Les maladies infectieuses ne président-elles pas à la genèse de toutes les artérites et altérations vasculaires aiguës ?...

La possibilité de tels processus morbides ne peut être niée. Certaines aphasies relèvent d'une embolie par endocardite, mais nous les écarterons volontairement du cadre de ce travail. Quant aux autres, nous ne pouvons fournir le témoignage anatomique que pour deux observations dans lesquelles l'examen microscopique du cerveau permit d'affirmer qu'il ne s'agissait point en effet de lésions artérielles. Nous nous occuperons ici uniquement des aphasies qui doivent être attribuées à des lésions d'encéphalite donnant lieu à des troubles plus ou moins accentués et de durée très diverse.

Comment l'inflammation du cerveau se produit-elle ? Faut-il incriminer le microbe ou la toxine ? C'est ce que la pathogénie nous permettra de préciser. La théorie de la nature purement toxique des encéphalites est basée sur le résultat de nombreuses observations d'aphasies de l'adulte. Les cas si fréquents d'aphasies transitoires dans le diabète (thèse de Corneille), chez les fumeurs (thèse Chéreau), dans l'intoxication morphinique (*Journal de Psychologie normale et pathologique*) peuvent permettre de préjuger par avance du processus morbide. Il s'agira plutôt ici d'un empoisonnement par les toxines que d'une localisation microbienne. On rencontre l'aphasie transitoire chez les adultes dans un grand nombre d'affections variées que l'on peut réunir sous un vocable commun : par insuffisance des émonctoires (rein, Brightiques, foie, diabète paludisme) ou peut-être les deux ensemble (femmes enceintes, thèse Paillès).

Les travaux de M. le professeur Raymond et de ses élèves sont venus éclairer les différentes étapes de cette effraction cérébrale par les poisons microbiens.

D'une façon générale on peut admettre que toutes les infections ou intoxications peuvent frapper le système nerveux.

Il est certaines maladies microbiennes qui affectent électivement le tissu nerveux, la rage, par exemple, d'une façon spécifique en quelque sorte. D'autres.

telles que l'infection méningococcique, peuvent être une maladie générale avant d'arriver à donner une méningite. On peut dire cependant que ce microbe est l'hôte habituel du système nerveux. Enfin, par localisations secondaires, certaines affections frappent souvent le système nerveux, ce sont surtout la tuberculose et la syphilis. Depuis que l'on fait communément la recherche des bactéries dans le sang, il est très naturel d'admettre qu'elles peuvent atteindre les centres nerveux avec la plus grande facilité. La pénétration des bactéries dans leur tissu joue en effet un grand rôle dans l'évolution des maladies infectieuses générales (Homen) Fraenckel a examiné 85 sujets ayant succombé dans le cours d'états infectieux graves, et il a découvert des bactéries dans le cerveau dans la moitié des cas, alors même qu'il n'y avait pas de lésions microscopiques et en l'absence de manifestations nerveuses cliniques. Dans quelques cas positifs il n'y avait point de microbes dans le sang. Ces bactéries se trouvent très fréquemment dans les vaisseaux et dans les gaines vasculaires s'entourant de légers foyers d'encéphalite ignorés pendant la vie du malade.

On connaît mal les voies de pénétration des microbes dans l'encéphale. Ce sont :

1° La voie sanguine ;

2° La voie lyhphatique ;

3° La voie nerveuse.

La voie artérielle est fréquente quand l'agent infectieux provient de la grande circulation. C'est à Pierret que l'on doit d'avoir étudié le processus d'infection par les gaines vasculaires. A ce niveau en effet, se trouvent des réseaux de lymphatiques, de même que les espaces péricellulaires qui permettent la pénétration de la surface vers la profondeur.

Un certain nombre de faits qui ont été recueillis permettent de conclure à l'inoculation des centres nerveux par la racine des nerfs, les microbes remontant le long de ceux-ci. Récemment, Wickam, étudiant la pathogénie de la polio-encéphalo-myélite, émet la théorie suivant laquelle le transport du germe se ferait non par la voie sanguine, mais par les voies lymphatiques péri-nerveuses. « Les bactéries se propageraient de l'intestin à la moëlle le long des voies lymphatiques, des rameaux sympathiques et des rami-communicantes. Marinesco, Homen, Babonneix ont d'ailleurs prouvé que les éléments microbiens aussi bien que leurs toxines pouvaient remonter vers les centres nerveux par les nerfs périphériques, par leurs voies lymphatiques et en particulier par les cavités qui occupent la face interne de leurs périnèvres (Homen). Tous ces faits démontrés expérimentalement sur l'animal sont connus depuis longtemps en ce qui concerne le tétanos et la diphtérie chez l'homme, les ganglions spinaux servent de barrière à cette toxi-infection, mais dès qu'elle est forcée, la propagation au névraxe se fait très rapidement, surtout par les racines postérieures.

Il est très probable qu'une seule voie de pénétration ne suffit pas à l'afflux microbien : « Les cavités sous-arachnoïdiennes, grâce à la circulation du liquide céphalo-rachidien, sont peut-être les voies les plus importantes de cette dissémination » (Raymond). Peut-être est-ce une des raisons pour lesquelles la fièvre typhoïde s'accompagne si souvent de complications nerveuses cérébrales et d'aphasie. Nous lisons, en effet, dans la thèse de Cucheronsset que, de même que c'est le tissu lymphatique qui est électivement touché par le bacille d'Eberth, follicules clos, plaques de Peyer organes lymphatiques laryngés et ganglions bronchiques, dans l'encéphale c'est le tissu sous-arachnoïdien qui est lésé de préférence.

On doit ajouter à ces diverses voies de pénétration chez l'enfant le canal épendymaire.

Il faut reconnaître cependant que la résistance du tissu nerveux à l'envahissement bactérien est très considérable. Les microbes sont toujours en petit nombre et il est permis de croire, par les faits expérimentaux, qu'ils disparaissent rapidement dans l'encéphale (Renaud). On les rencontre habituellement dans le tissu mésodermique (méninges, vaisseaux, gaines péri-vasculaires). Les microbes les plus résistants sont celui de Koch, le pneumocoque, le streptocoque. Comme dans tous les autres organes, l'association bactérienne favorise leur pullulation.

La présence dans les centres nerveux de ces bactéries se fera sentir de deux façons : par l'action locale microbienne et par celle des toxines diffusibles ou non diffusibles, soit enfin par les toxines dont elles déterminent la formation dans l'organisme. Ces poisons seront d'autant plus actifs que les organes émonctoires sont plus altérés dans leur fonctionnement. Parfois leur affinité pour le tissu nerveux est très remarquable (fièvre typhoïde, fièvre scarlatine).

En règle générale, c'est par la voie sanguine (artérielle ou veineuse) que les produits toxiques atteignent le système nerveux. Ce processus morbide se rapproche en cela singulièrement de celui des intoxications endogènes et le cerveau réagira d'une façon identique à ces différentes attaques.

Suivant la gravité de l'atteinte portée à la physiologie du cerveau, on pourra répartir en trois groupes les troubles nerveux réactionnels. Parfois ils domineront toute la symptomatologie de l'affection causale constituant alors la « forme nerveuse » de la maladie. Il faut admettre, nous dit M. Raymond, que les moindres de ces manifestations réactionnelles ont pour substratum anatomo-physiologique, soit des troubles de vascularisation, soit des modifications au moins nutritives et fonctionnelles des éléments cellulaires.

Plus intense le même processus morbide altèrera le système nerveux d'une façon plus profonde qui survivra à la guérison de la maladie primitive. Ces lésions anatomiques peuvent continuer à évoluer et ne constituent parfois que beaucoup plus tard des manifestations cliniques appréciables. Enfin, « sans vouloir diminuer aucunement le rôle primordial de la prédisposition congénitale dans la genèse des maladies nerveuses et tout en reconnaissant l'influence essentielle de l'hérédité pathologique en ce qui concerne en particulier le groupe des affections appelées à juste titre héréditaires et familiales, il faut reconnaître que l'observation répétée des faits cliniques et des constatations anatomiques nous conduit à accorder une influence plus ou moins considérable aux processus toxi-infectieux dans la provocation ou l'accélération de l'évolution d'un grand nombre de ces maladies » (Raymond. Pathologie nerveuse).

C'est cet ensemble de considérations qui nous a permis d'édifier une théorie toxi-infectieuse des aphasies dont nous nous occupons.

Pourquoi les toxines microbiennes ont-elles une prédilection particulière pour la zone psycho-motrice ?... Parce que chez l'enfant cette portion du cerveau est dans un état de développement retardé par rapport au reste du système nerveux. D'autre part, l'enfant est un impulsif moteur et de même que les cornes antérieures seront les plus fragiles dans la moëlle, les cellules motrices cérébrales seront plus vulnérables à l'infection. L'activité fonctionnelle détermine une hypérhémie physiologique qui favorisera l'afflux microbien ou toxique.

Les connaissances verbales de l'enfant sont relativement récentes, les connexions qui réunissent les différents centres corticaux sont moins étroites que chez l'adulte, mais par contre, la rééducation sera beaucoup plus rapide.

A côté du processus que nous venons d'invoquer, on pourrait se demander si d'autres causes d'intoxication ne s'ajoutent pas à l'agent microbien. Il est très probable que l'albuminerie témoin de l'insuffisance rénale, les sécrétions internes troublées (capsules surrénales Klippel) peuvent intervenir activement parfois dans la genèse de l'encéphalite.

CHAPITRE III

Anatomie pathologique

L'absence d'autopsies ne nous empêchera pas d'étudier l'anatomie pathologique de la zone cérébrale, dont le fonctionnement anormal entraîne l'aphasie dans les maladies infectieuses. Presque tous nos malades ont guéri. Nous ne saurions utiliser l'examen insuffisant, macroscopique du cerveau de ceux qui sont morts. Les enfants qui succombent présentent, d'ailleurs, des symptômes nerveux trop diffus pour que les lésions encéphaliques ne se soient généralisées et que cette dissémination des foyers nous empêche de conclure.

L'examen du liquide céphalo-rachidien nous fait écarter l'hypothèse d'une inflammation méningée. La localisation des troubles fonctionnels indique nettement que nous avons affaire à une lésion cérébrale puisque les paralysies s'accompagnent d'aphasie, enfin, la pathologie nerveuse des infections de l'adulte nous permet d'affirmer par analogie clinique qu'il s'agit ici d'encéphalite. Il n'est pas question par là des abcès du cerveau d'origine infectieuse, mais de l'encéphalite aiguë ou subaiguë non suppurée, amenant des lésions dégénératives plus ou moins accentuées de l'écorce cérébrale.

Avec M. Raymond, dans son *Traité de Pathologie nerveuse* 1910, nous adopterons une définition générale de M. Courmont, qui peut s'appliquer au système nerveux, et nous dirons que l'encéphalite « est un processus réactionnel de l'organisme contre une intoxication locale due à une substance soluble ».

L'encéphalite aiguë se rapproche ainsi des myélites aiguës dont l'étude est bien antérieure. Elle a une histoire tourmentée. Dès le début du siècle dernier, frappé par la fréquence du ramollissement cérébral, sous l'influence de Broussais, on explique ces cas par l'inflammation du cerveau. On lui fait alors la part trop belle et Lallemand comprend sous ce terme « les phlegmasies cérébrales de diverses natures ». Bouillaud crée le nom, et dès lors tout en dépend, l'hémorragie, le ramollissement sénile, etc. (Durand-Fardel).

Les contemporains de Bouillaud, Andral, Rostan avaient fait sur la nature des ramollissements des réserves justifiées. Grâce au mémoire de Virchow en 1847, l'origine embolique du ramollissement fut établie, et l'on déposséda l'inflammation de ce qui ne lui appartenait pas, elle fut alors reculée à la périphérie de foyers nécrosiques. Quelques auteurs revinrent cependant à l'encéphalite et admirent l'existence,

— 33 —

à côté des ramollissements d'origine vasculaire, de
processus infectieux aigus suppuratifs ou subaigus.

La notion d'encéphalite ne se répandit guère en
France, elle fut adoptée surtout en Allemagne. Virchow en publie des cas en 1867, Huguenin en 1874
ébauche une étude des encéphalites aiguës, Wernicke en 1881 fait un travail sur les processus infectieux du mésencéphale. Enfin, Strümpell, au Congrès
de Magdebourg 1884, décrit sous le nom de polio-
encéphalite aiguë des enfants la paralysie cérébrale
infantile. Jusqu'à cette époque, l'observation clinique
seule avait servi à édifier la théorie de l'encéphalite.
Jeudrassik et Marie décrivent ensuite l'histologie des
encéphalopathies chroniques. La notion de l'origine
infectieuse commence à apparaître. Il ne s'agit encore que des encéphalopathies infantiles ou scléroses
cérébrales. Pour en arriver à l'encéphalite aiguë infantile, il faut d'abord passer par celle de l'adulte
avec les travaux de Leichtenstein, Strümpell, Raymond et Philippe, 1901.

Malgré tout, l'encéphalite restait encore méconnue,
et c'est à M. Comby que l'on doit d'avoir établi l'importance considérable de cette affection du système
nerveux dans la neuro-pathologie infantile.

L'encéphalite aiguë est une lésion inflammatoire
du cerveau, le plus souvent d'origine vasculaire. Les
voies d'introduction des toxines étant multiples, on
ne s'étonnera pas de trouver des foyers multiples
appendus aux ramifications vasculaires. Leur locali-

sation la plus fréquente est corticale et d'une façon générale la substance grise est lésée de préférence, soit à la surface, soit dans les noyaux centraux, soit dans les régions périventriculaires. La substance blanche n'est pas toujours indemne et l'on peut y rencontrer aussi des foyers de ramollissement. Les circonvolutions paient un large tribut à l'atteinte toxi-infectieuse et la région élective est la zone rolandique et l'Insula de Reil, moins bien organisée chez l'enfant, plus vascularisée parce que l'activité fonctionnelle y est plus intense. Cette localisation ajoutera au syndrome de l'encéphalite celui de l'aphasie. Des foyers hémorragiques peuvent exister en même temps dans le mésencéphale, la protubérance, le cervelet, produisant des perturbations graves dans la physiologie cérébrale. Ces lésions sont le fait de la généralisation du processus inflammatoire, associant la poliencéphalite supérieure à la poliencéphalite inférieure.

Chez l'enfant, la disposition est souvent symétrique, les circonvolutions rolandiques et les lobules para centraux sont atteints des deux côtés et causent des diplégies fréquentes dans l'encéphalite.

Ces foyers d'encéphalite disséminés au niveau du manteau des circonvolutions peuvent déterminer à la surface de la substance cérébrale une irritation locale se traduisant par une légère réaction méningée insuffisante pour causer un syndrome méningo-encéphalique (Raymond. On peut observer aussi des lésions médullaires concomitantes, et inversement Oppenheim nous dit que l'on trouverait dans beaucoup de myélites diffuses des foyers très petits dans l'encéphale, à condition de les rechercher avec soin.

Le neurone central est atteint, on peut donc observer dans les voies périphériques des nevrites infectieuses ; la polynevrite a été fréquemment constatée dans les épidémies d'encéphalo-myélite avec aphasie.

Les plus importantes de ces lésions qui accompagnent l'encéphalite sont celles des vaisseaux veineux qui ne manquent presque jamais : la thrombose des veines superficielles de l'encéphale, de la dure-mère et des sinus.

Dans l'étude si complexe des lesions de l'encéphalite nous donnerons d'abord une description macroscopique. Nous déterminerons ensuite le schema microscopique du foyer. Enfin, nous examinerons de plus près les altérations qui frappent les éléments constitutifs du tissu nerveux : les vaisseaux, la cellule nerveuse, la névroglie.

L'aspect de la substance cérébrale n'est pas toujours le même, tantôt nous y rencontrons des foyers nettement différenciés simulant à s'y méprendre l'hémorragie cérébrale, tantôt la lésion est plus étalée en surface. A la coupe, dans le premier cas, le foyer distendu par la sérosité fait hernie, la section en est humide et brillante et nous trouvons toujours une hyperhémie généralisée du cerveau plus ou moins accentuée. (Th. de Charlier.)

Nous empruntons au *Traité de Pathologie nerveuse* de M. Raymond la description de l'encéphalite à foyers disséminés : « A la superficie de la région corticale, la lésion a une apparence rosée, avec un piqueté franchement rouge ; elle se reconnaît à l'aspect vermoulu que prennent les circonvolutions sous une pie-mère, toujours plus ou moins épaissie, adhérente et injectée. A la coupe le foyer fait saillie, gonflé par la sérosité qui l'imbibe ; la surface de section est rouge sombre dans la substance grise, tirant sur le jaune dans la substance blanche. Sur ce fond tranchent, de petits points rouges, comme des piqûres de puce, dit Oppenheim, représentant les vaisseaux dilatés et les hémorragies perivasculaires.

On voit donc déjà, par l'examen microscopique, que ce qui domine c'est l'importance des altérations vasculaires, ce qui justifie pleinement, d'ailleurs, le nom d'encéphalite aiguë hémorragique.

C'est donc autour des vaisseaux que nous verrons se former les noyaux primitifs inflammatoires. L'attaque, bien moins bactérienne que toxique, se fait par diffusion au travers des parois vasculaires, aussi, la formule générale de l'histologie pathologique se résume-t-elle encore par une réaction de défense. Nous constaterons, en des proportions variables, un double processus d'où dépendront les lésions définitives, l'inflammation vasculo-interstitielle et la dégénérescence parenchymateuse.

On pourrait, schématiquement, décrire trois zones au nodule de ramollissement. L'une centrale, nécrosique, ou de ramollissement, une moyenne inflammatoire, d'évolution moins avancée, et la région périphérique dont les lésions sont tout à fait légères. En réalité, l'aspect criblé est beaucoup plus fréquent.

Dans la zone centrale de ramollissement on observe des points complétement névrosés, et l'on ne trouve plus à ce niveau « que la trame névroglique désagrégée et le squelette des vaisseaux à demi-détruits » renfermant des phagocytes modifiés, et le résultat de la désintégration cellulaire : corpuscules amorphes, granulations myéliniques, etc. Le plus intéressant de ces éléments est le corps granuleux. Un grand nombre de cellules ont la propriété de présenter une dégénérescence granulo-graisseuse du protoplasma. Sont-ce là des corps granuleux ?... Lhermitte et Schaeffer ne donnent ce nom qu'aux cellules dont les formations graisseuses ne sont pas l'aboutissant d'une « désintégration passive endogène, mais le résultat d'une transformation des produits exogènes de mortification cellulaire ». Or, ces cellules que nous examinons, au dernier stade de leur polymorphisme sous l'apparence de corps granuleux, ont une origine très diverse : cellules phagocytaires diapédétiques, de prolifération vasculo conjonctive ou névroglique.

C'est encore à la même fonction phagocytaire que répondent les nombreux éléments cellulaires que l'on rencontre dans la zone intermédiaire de l'inflammation, mais il y a lieu de distinguer ici, suivant le tissu qui leur a donné naissance. Nous en reconnaîtrons trois sortes, suivant qu'ils sont d'origine hématogène, mesodermique ou ectodermique.

A la première catégorie appartiennent surtout des polynucléaires en grand nombre, et c'est un caractère distinctif de l'inflammation de l'encéphale, quelques mononucléaires, mastzellen des lymphocytes en petit nombre. Ces différentes cellules se rencontrent surtout le long des vaisseaux thrombosés, dans les tuniques vasculaires, l'adventice, où ils forment des manchons périvasculaires comme des nodules miliaires. D'après Lugaro, cependant, la présence des leucocytes véritables serait tout à fait exceptionnelle dans l'infiltration de la tunique adventice. On ne trouve ces amas leucocytaires que dans les processus septiques et de suppuration du cerveau. Dans l'encéphalite non suppurée, l'infiltration périvasculaire est constituée par des cellules plasmatiques mélangées ou non à des lymphocytes ; il y a quelques mastzellen et autour prolifération névroglique.

On trouve aussi des éléments d'origine mesodermique formés aux dépens des gaines adventitielles et des cellules conjonctives. On en distingue plusieurs sortes, les fibroplastes, les polyblastes, les cellules rondes à protoplasme abondant et noyau excentrique, enfin les cellules plasmatiques qui ont attiré l'attention des neurologistes. Les cellules plasmatiques ont été découvertes p r Cajal 1890 et Unna 1891 (ce dernier leur donna leur nom). Klippel et Lhermitte la décrivent de la façon suivante : « Elle est de forme généralement polyédrique ou arrondie, le plasmazellen atteint le volume d'un leucocyte mononucléaire moyen. Le noyau excentrique occupe l'un des pôles de l'élément ou un de ses angles, lorsque la cellule revêt la frome polygonale. Elle a de l'affinité pour les colorations basiques. Le noyau est formé par une membrane à la base interne de laquelle viennent s'appuyer de volumineux grains de chromatine de forme pyramidale, qui orientent leur sommet vers le centre du noyau auquel ils se trouvent reliés par de fins filaments chromatiniens donnant à l'ensemble la forme d'une rosace. Le protoplasma est plutôt grumeleux que granuleux. Au sein du protoplasma se trouve une formation caractéristique, la vacuole, de forme semi-lunaire, enchâssant le noyau, et d'autant plus volumineuse que l'élément est plus âgé. » Pour Marshalko, cette cellule est d'origine hématogène (lymphocytes extravasés). On a trouvé des formes transitionnelles : Nissl, Marquelle. Pour Marchand, elle dérive de la tunique adventice, et Cajal pense que ce sont les cellules embryonnaires du tissu conjonctif qui lui donnent naissance.

Les cellules plasmatiques se disposent autour du point où se localise l'agent inflammatoire, constituant une barrière pour protéger le tissu sain. Elles ne déploient aucune activité phagocytaire. Il y a lieu de penser qu'elles agissent par un processus de secrétion. Si l'on pouvait affirmer qu'elles ont une origine vasculaire, on aurait un argument de plus en faveur de l'hypothèse qui considère la gaine adventice comme un élément de defense des tissus (Lugaro). On ne peut tirer aucune conclusion de la présence de ces plasmazellen sur la nature du processus morbide. Un dernier type cellulaire est celui de Friedmann : la cellule épithélioïde qui serait pour cet auteur la caractéristique de lésions inflammatoires.

Nous constatons enfin, une prolifération névroglique plus ou moins intense. Toutes les cellules précédemment décrites exercent une véritable neurophagie sur la cellule nerveuse en voie de désintégration, et absorbent ses déchets. Les cellules nerveuses de la zone inflammatoire sont rapetissées et en état de chromatolyse.

Dans la région périphérique, « zone d'altérations minima on constate encore des modifications de la cellule nerveuse et de la myélinisation des fibres de decoloration des cylindres axes, infiltration œdémateuse de la trame névroglique (Raymond).

Nous retiendrons pour les examiner avec plus de détails :

Les lésions vasculaires ;

Les lésions de la cellule nerveuse ;

Celles de la névroglie.

Le nom donné à cette affection est un témoignage de la part considérable due aux altérations vasculaires dans le processus de l'encéphalite hémorragique. Ce qui domine, en somme le tableau anatomo-pathologique, ce sont les hémorragies légères allant de la teinte hortensia au fin piqueté hémorragique, au grand foyer simulant l'hémorragie cérébrale. Ces modifications portant sur la circulation encéphalique, présentent un point intéressant bien mis en lumière par MM. Raymond et Cestan : la prédominance des lésions veineuses sur celles des artères. Tandis que ces dernières paraissent saines, les veinules peuvent être enflammées et thrombosées, c'est un fait qui permet de différencier l'encéphalite du ramollissement ischémique, caractéristique du processus toxi-infectieux.

Cette localisation n'a rien qui doive nous surprendre. Les veines sont plus mal défendues que les artères parce que leurs tuniques sont moins solidement constituées pour lutter contre l'infection. Nous devons rappeler également l'influence considérable du terrain neuro-arthritique dans les complications cérébrales des maladies infectieuses. Nos sujets ne sont pas encore en âge de faire de l'artério-sclérose et de l'hémorragie cérébrale, mais leurs vaisseaux présentent une dystrophie diathésique héréditaire qui les rendra particulièrement vulnérables. Dans une infection sanguine hématogène massive, le cerveau ne serait pas épargné, mais la dissémination des germes causerait une septicémie généralisée qui emporterait le malade avant que des lésions locales nettes soient formées. Une infection subaiguë qui donne naissance à l'encéphalite se fera plus particulièrement sentir sur les vaisseaux de moindre résistance anatomique. Les veines sont naturellement désignées pour réagir à cette infection atténuée, de même que la phlébite des accouchées est fonction d'une infection puerpérale bénigne. On peut pousser plus loin cette comparaison et rappeler cette prédisposition particulière de certains sujets à l'encéphalite que l'on retrouve également pour la phlébite chez la femme enceinte de souche neuro-arthritique. M. Raymond, dans son traité de l'Hérédité morbide, cite l'exemple d'une femme arthritique qui, dans ses divers accouchements, présenta de la phlébite malgré toutes les précautions d'asepsie et l'absence de complications utérines.

Les vaisseaux dilatés sont béants examinés en coupes ; à l'intérieur de la lumière et le long des parois il y a accumulation leucocytaire. Il y a d'abord épaississement de la tunique interne, puis toutes les autres couches de la paroi participent à cette hyperplasie et se distendent. Dans les cas d'intoxication plus rapide, la paroi peut subir la transformation hyaline. Certains auteurs ont cru à une néoformation capillaire (Bombici), erreur due à la stase vasculaire. Pour d'autres, il y a d'abord dilatation des capillaires et plus tard rupture de leur paroi. Ces foyers hémorragiques pourront se résorber, ou subir l'infiltration graisseuse, ou l'évolution kystique. Un fait intéressant à constater est l'aspect particulier, hydropique, œdématié de la substance cérébrale. En certains points, l'élargissement des espaces périvasculaires et du stroma névroglique peut être excessivement accusé (Raymond et Cestan).

Frappée par le processus toxi-infectieux, on assiste aussi à ces changements atteignant la constitution même de la cellule nerveuse. M. Lagriffe, dans sa thèse sur la cellule nerveuse, assimile l'action des toxines sur la cellule nerveuse au dépôt d'une matière colorante sur un tissu, qui a pour effet de modifier sa constitution chimique. La cellule nerveuse peut modifier progressivement le facteur toxique et en produire la neutralisation. Son aspect histologique se modifie alors, la cellule réagit, elle s'arrondit et perd sa substance chromatique. Des parties centrales le noyau se porte à la périphérie et devient ovale. A la surface interne de ce noyau on voit se former un petit amas de substance de Nissl, indice du rajeunissement de la cellule en rapport avec le travail de régénération de la fibre nerveuse périphérique (caractère des cellules embryonnaires possédant un cylindre axe en voie de formation. Une intoxication massive entraîne la mort de la cellule nerveuse, le protoplasma se charge de granulations graisseuses et pigmentaires, les prolongements disparaissent, les cylindres axes sont à nu, déformés, détruits.

On a rencontré les mêmes altérations cellulaires

dans les psychoses toxiques. ; ce point de ressemblance anatomo-pathologique n'est pas le seul, car la symptomatologie nous fournira l'occasion de rapprocher les complications cérébrales infectieuses des psychoses toxiques dans leurs manifestations diverses.

A ces lésions aiguës graves des éléments nerveux, doivent être ajoutées des réactions très variées du tissu névroglique.

Les cellules névrogliques atteintes par une cause morbide recupèrent leur activité et leurs caractères embryonnaires. Les noyaux prolifèrent et augmentent de volume, le protoplasma s'hypertrophie et reprend sa mobilité amiboïde. Il acquiert la propriété phagocytaire. Les cellules s'émancipent des fibres nerveuses, changent de place et donnent naissance à des fibres nouvelles. Il y a en somme tuméfaction du corps cellulaire, prolifération des noyaux ; karyokinèse plus fréquente dans l'encéphalite aiguë.

Elles ont probablement acquis la propriété de détruire les cellules nerveuses gravement atteintes. La cellule névroglique émet des fibres et des prolongements monstrueux(Monsterzellen de Weigert). Après la production de ces fibres, elles régressent et entrent dans la phase de repos ressemblant à la phase terminale du développement normal. Le protoplasma devient moins dense, il présente des vacuoles, le noyau se condense. Les processus d'encéphalite aiguë sont toujours acompagnés d'une prolifération névroglique intense. Quand il y a guérison, il se produit une sclérose atypique par une abondante formation de fibres directes en tout sens. Un grand nombre des éléments néoformés disparaissent (Lugaro).

La lésion peut déterminer une altération complète des rapports normaux. En effet, dans les cerveaux jeunes, la névroglie est plus irritable que dans les centres nerveux adultes ; en même temps les éléments nerveux présentent une moindre résistance. Une légère atteinte infectieuse peut déclancher cette prolifération atypique chez un prédisposé, qui ne s'arrête pas alors même que l'excitation causale a cessé. De là proviennent des déformations macroscopiques des circonvolutions (microgyries, sclérose hypertrophique du cerveau). Il peut se faire une néoformation névroglique envahissant les couches corticales privées de fibres à l'état normal : nous arrivons ainsi aux lésions qui entraînent l'épilepsie.

En somme, conclut Lugaro, la névroglie est excessivement sensible aux perturbations chimiques et aux troubles de la nutrition. Ses réactions constituent une sorte de processus d'adaptation destiné à réablir les conditions normales. On remarquera la prolifération périvasculaire, qui aurait pour effet de faire subir une filtration au plasma nutritif avant d'arriver aux centres nerveux.

Il ressort de cette étude anatomo-pathologique, que les lésions d'encéphalite aiguë sont chez l'enfant très fréquentes dans la zone motrice corticale hémisphérique. Si le processus infectieux est peu intense, les lésions seront facilement réparables, ou peut-être une suppléance fonctionnelle du côté opposé pourra-t-elle compenser les troubles du langage. Il est des cas, cependant, et j'en ai rapporté plusieurs, dans lesquels la bilatéralité des lésions, leur étendue, leur gravité ont entraîné une déchéance définitive de la cellule nerveuse, et alors la sclérose cérébrale s'établit. On retrouve là la parenté d'origine des syndromes paralytiques des encéphalopathies infantiles. D'une encéphalite dégénérative résulteront nombre de syndromes nerveux, d'abord l'éclampsie, puis l'épilepsie, l'hémiplégie cérébrale, l'idiotie, peut-être la porencéphalie.

CHAPITRE IV

Symptomatologie

Avant d'analyser en détail dans ce chapitre le syndrome aphasique des toxi-infections, nous étudierons les formes sous lesquelles il peut se présenter en modifiant l'aspect général de la maladie causale. Après la lecture d'un grand nombre d'observations, on se rend compte du fait suivant : l'aphasie peut exister dans deux cas :

Dans le cours normal d'une maladie infectieuse (elle paraît alors secondaire).

L'aphasie paraît survenir sans maladie causale (elle semble être primitive).

Dans la première forme l'aphasie n'e t qu'n symptôme cérébral de deuxième ordre comparativement au cadre pathologique dans lequel elle évolue. Elle prend le premier rang grâce à l'importance alarmante des signes cérébraux dans la deuxième forme.

A) *Forme secondaire*

L'aphasie est plus fréquente que ne le signalent les auteurs classiques : il nous a été très facile de réunir une trentaine d'observations ; nous aurions pu les multiplier encore ; nous l'avons jugé inutile, car nous donnons un exemple dans presque tous les états infectieux : fièvres éruptives, rougeole, scarlatine, variole fièvre typhoïde, oreillons, chorée, coqueluche, fièvre paludéenne.

L'exemple typique à donner est celui de l'aphasie survenue au cours de la fièvre typhoïde. C'est cette maladie qui réunit le plus grand nombre de cas, et il n'y a pas lieu de s'en étonner, alors que les toxines d'Eberth ont une prédilection si grande pour le système nerveux. L'aphasie, nous dit Landouzy (Thèse d'agrégation, 1880), donnerait la note cérébrale des accidents paralytiques de fièvre typhoïde comme les convulsions la donnent en tant d'autres circonstances chez les petits malades.

Un enfant présente une dothiénenthérie banale, sans signes particuliers. Parfois, cependant, il faut noter l'intensité des phénomènes nerveux, la dépression s'exagère dès la première semaine. Souvent, au contraire, le petit malade présente de l'excitation cérébrale, il est agité, se découvre fréquemment. Chez le grand enfant le délire survient nettement caractérisé ou simple rêvasserie, il peut s'accentuer, devenir violent jusqu'à la fureur. Un soir, il se produit alors une ascension brusque de la température, et le lendemain, l'enfant paralysé est dans l'impossibilité de parler.

Plus souvent, à la fin du deuxième septénaire, lorsque la courbe présente le stade amphibole, se produit un brusque ictus. Plus tard, alors que la convalescence commençait, l'enfant évoluait vers la guérison, lorsque l'aphasie survint, sorte d'intoxication résiduaire par imprégnation lente de la cellule cérébrale.

D'une façon analogue se produirait l'aphasie que l'on observe au cours de la tuberculose localisée, soit pulmonaire, osseuse ou ganglionnaire. La tuberculose chronique déverse dans le sang un flot continu de toxines de toutes sortes. Lorsque la cellule cérébrale mal défendue par une nutrition générale déficiente a atteint le maximum de saturation compatible avec les réactions normales, elle cesse de lutter, et des phénomènes de défaillance corticale se produisent, l'aphasie est réalisée.

L'aphasie s'accompagne toujours alors de paralysie plus ou moins étendue. Cette paralysie peut aller de simples troubles parétiques à l'impotence fonctionnelle complète. Elle peut s'accompagner d'anesthésie localisée, comme nous l'avons constaté dans deux ou trois cas. La disposition des paralysies est variable, quelquefois tétraplégique ; dans cette forme d'aphasie, il est plus rare qu'elle soit nettement localisée sur un seul côté. Les paralysies faciales ne sont pas rares.

Quant aux autres symptômes, ils ne sont nullement influencés par l'apparition de l'aphasie. La température, les troubles digestifs, ne diffèrent en rien de ceux d'une fièvre typhoïde ordinaire. Parfois, cependant, l'état d'intoxication cérébrale est tel que la malade tombe dans la stupeur, les fonctions vitales se ralentissent, le thermomètre descend à mesure que le pouls augmente de fréquence, et la mort se produit dans le collapsus. Cette aggravation de la maladie au cours d'une fièvre typhoïde avec aphasie est très rare. Le plus souvent, après une période muette de sept jours à six semaines, le malade recouvre brusquement la parole de la même façon qu'il l'avait perdue. D'autres fois, ce sont des exceptions très rares, le cerveau a été assailli par des décharges toxiques trop intenses, l'infection primitive est de trop longue durée et la cellule ne peut pas récupérer sa vitalité primitive, les troubles du langage sont profonds, la rééducation est très lente, les paralysies s'accompagnent de contractures se rapprochant du type des paralysies organiques. C'est dans ces cas qu'on avait songé à une embolie produisant un véritable ramollissement par infarctus et non un ramollissement inflammatoire. Il faudrait admettre alors que des complications cardiaques ont été véritablement la cause efficiente de la formation de l'embolus. Or, dans les deux cas de ce genre que nous avons pu trouver, on spécifie bien sur les observations n'avoir jamais découvert de lésions cardiaques à l'auscultation. Il est difficile d'admettre qu'une endocardite embolisante passe inaperçue, alors que l'attention est attirée sur le cœur par l'intensité même du processus infectieux. J'incline donc à admettre qu'il s'agit ici, non point de ramollissement par ischémie d'un territoire cérébral, mais de ramollissement toxique inflammatoire entraînant une dégénérescence de la cellule pyramidale. On peut donc dire en somme que l'aphasie survient le plus souvent au cours d'une fièvre typhoïde à forme cérébrale chez des sujets prédisposés par une hérédité tarée, soit par la tuberculose, soit par la diathèse neuro-arthritique.

B) *Forme primitive*

Dans le cas où l'aphasie apparaît comme manifestation primitive dominant toute la symptomatologie, le tableau classique se rapproche singulièrement de celui de la méningite. A ces formes appartiennent celles qui sont causées par les infections gastro-intestinales surtout par la coqueluche, la paralysie spinale infantile, presque jamais par la fièvre typhoïde. Nous rattacherons également à ce groupe les aphasies de nature hystérique. Nous avons trouvé, en effet, des formes de transition dans lesquelles les stigmates hystériques se manifestent précisément au cours de l'infection qui produit l'aphasie.

Un enfant qui paraissait jouir d'un état de santé satisfaisant après un léger malaise de quelques jours ou même sans prodromes, est pris d'une subite douleur de tête. Des vomissements apparaissent parfois, unis à de la constipation. La céphalée est violente, gravative, lancinante, et provoque souvent le cri hydrencéphalique. Les contractures de la nuque et du dos, un peu plus tard les paralysies et l'aphasie viennent compléter ce tableau frappant de ressemblance avec la méningite tuberculeuse, que l'issue heureuse fera souvent baptiser de méningisme. Si l'on se rapporte à la définition du méningisme, état cérébral simulant la méningite sans lésions organiques, nos aphasies cessent d'en faire partie. Mais, si l'on y ajoute simplement : « Sans inflammation méningée », on se rendra compte que la similitude est manifeste.

Prenons pour type, par exemple l'observation d'aphasie dans la coqueluche : Quel signe manque-t-il pour affirmer qu'il s'agit de méningite tuberculeuse ?... La température est peu élevée il est vrai, mais l'enfant a le trépied méningitique au complet : vomissements, céphalée très vive, photophobie, attitude en chien de fusil, signe de Kernig, contracture de la nuque, constipation opiniâtre, le ventre est rétracté en bateau.

Certainement, l'existence de paralysies et d'aphasie n'infirme pas cette hypothèse, au contraire. On peut cependant reconnaître une différence très appréciable entre les paralysies d'origine encéphalique et celles qui se produisent dans l'évolution du processus méningé, les deux paralysies ne diffèrent que par leur date d'apparition. Tandis que les premières sont précoces, les secondes se produisent beaucoup plus tardivement. On a dit autrefois que la présence de l'aphasie était un signe absolument fidèle de méningite. Il n'en est rien, puisque nous avons recueilli toutes nos aphasies dans des affections indépendantes de celles des méninges.

Cette forme pseudo-méningitique est particulièrement grave à cause du complexus symptomatique qu'elle présente. Elle témoigne d'une infection plus profonde de la cellule corticale et présente une tendance extensive qui peut amener de graves complications. C'est ainsi qu'une encéphalite des hémisphères peut s'accompagner de mésencéphalite au niveau de la région pédonculaire et même de foyers bulbaires. La respiration prend alors le type cérébral, les lésions des noyaux bulbaires entraînent des perturbations des phénomènes vitaux les plus importants. On assiste à des crises de cyanose dans lesquelles l'enfant peut être en imminence d'asphyxie. Dans l'intervalle le pouls est instable, inégal, présentant les caractères du pouls cérébral. L'enfant dont le teint avait une couleur terreuse se colore de temps à autre de ces bouffées congestives que l'on avait considérées comme pathognomoniques de la méningite tuberculeuse.

Si le processus inflammatoire ne s'arrête pas, les fonctions essentielles de la vie sont atteintes dans leur moteur bulbaire, le système nerveux cesse d'entretenir l'harmonieux équilibre des activités cellulaires des différents systèmes, le coma, l'adynamie s'établissent, ou au contraire des crises convulsives emportent le malade.

On voit, par cette description que l'ensemble des phénomènes cérébraux absorbe toute la symptômatologie infectieuse. C'est l'expression clinique méningée qui impressionne. On a ici le tableau complet du méningisme, plus ressemblant encore que celui décrit par Dupré. Faut-il croire à l'existence réelle de ce méningisme, c'est-à-dire de cette méningite sine matéria ?. . Qu'est-ce que le méningisme au point de vue clinique ? C'est une méningite qui guérit rapidement. Mais ce syndrome est absolument analogue à celui de l'encéphalite aiguë légère, curable. On a trouvé le méningisme dans les infections, embarras gastiques, l'hystérie surtout et cette étiologie est identique à celle de l'encéphalite. On pourrait donc admettre l'hypothèse de lésions inflammaoires de l'écorce cérébrale d'une façon plus justifiée que celle de troubles fonctionnels.

Telle est la description du cortège de symptômes qui accompagnent généralement les aphasies toxi-infectieuses. Après avoir vu se dérouler cette scène effrayante suivie d'un dénouement si souvent heureux, il est utile d'étudier d'une façon plus approfondie le syndrome « aphasie » lui-même et les caractères distinctifs qu'il peut présenter.

Nous nous abstiendrons d'étudier ici les motifs qui

nous ont déterminé à poser le diagnostic d'aphasie. nous les examinerons plus loin, dans le chapitre du diagnostic. Nous nous bornerons à préciser le genre d'aphasie auquel appartiennent les troubles de la parole des maladies infectieuses. Depuis la séance de la Société d'Anthropologie, où Broca définit l'aphémie, la question n'est pas restée stationnaire. Si le terme désignait suffisamment autrefois les troubles du langage auquel on avait affaire, il n'en est plus de même aujourd'hui. Cette expression peut avoir diverses significations, car, en faisant l'analyse de ce syndrome touffu, on a dû faire une grande division en aphasies sensorielles et aphasies motrices.

Avons-nous en même temps que de l'aphasie motrice simple de la cécité ou de la surdité verbale ?... A côté de ces troubles du langage, observons-nous des désordres de l'intelligence ; sont-ils persistants ?

L'aphasie des maladies infectieuses est le plus souvent uniquement motrice. C'est peut-être dans ce genre d'aphasies transitoires que l'on pourrait le mieux isoler cette suppression des images verbales d'articulation. Elle peut cependant s'accompagner de troubles des perceptions sensorielles. La surdité est fréquente, en particulier, dans la fièvre typhoïde. Cette surdité est plus ou moins accentuée mais ne s'accompagne presque jamais de perte de l'audition verbale. Lorsque l'ouïe est légèrement diminuée, l'enfant comprend très bien les questions posées et y répond à sa manière, le plus souvent par des sons inarticulés ou par une mimique très expressive se rapportant à la demande. Avec des enfants plus âgés, pendant la convalescence, nous saurons qu'ils ont très bien perçu les paroles qui leur étaient adressées, mais qu'ils ne pouvaient répondre parce « qu'ils ne savaient pas parler ».

La cécité existe quelquefois au début de l'aphasie, mais elle est éminemment transitoire, disparaissant en quelques heures sans laisser de traces. Il n'y a pas de cécité verbale dans le plus grand nombre des cas.

L'agraphie est plus fréquente. On la recherche surtout lorsque les troubles du langage se produisent pendant la convalescence de la maladie infectieuse causale, alors que le petit malade est dans un état de santé général satisfaisant. Nous en avons relevé deux cas, l'un à la suite de scarlatine, l'autre après les oreillons.

L'aphasie est surtout motrice. Elle débute le plus souvent d'une façon brusque à la manière d'un ictus ; l'enfant se réveille dans l'impossibilité d'émettre un son articulé, d'exprimer sa pensée par des paroles ; parfois il y a quelques prodromes de courte durée, bredouillement des mots depuis un ou deux jours. Cet embarras de la parole s'accentue progressivement et bientôt l'aphasie apparaît complète. Dans l'observation d'aphasie au cours de la coqueluche, l'enfant jouait le matin, sans que l'on s'inquiétât de sa bronchite, il se plaignit alors de mal à la tête. Le soir, à cinq heures, il articulait mal et ses parents avaient de la peine à le comprendre. Deux heures plus tard, pressé de questions sur la nature des souffrances qu'il éprouve, il ne peut que répondre : « Pauvre maman ! » puis, le silence est complet. Il en est souvent ainsi pour beaucoup de malades. Pendant quelques jours, il y a suppression de la parole, et c'est ainsi que l'on a pu croire à du mutisme dans beaucoup de cas. Quand il s'agit d'aphasie chez un hystérique, le diagnostic sera beaucoup plus difficile encore, puisque ces malades ont souvent des accès de mutisme, mais alors les sons eux-mêmes sont supprimés, l'enfant prétend ne pouvoir même remuer les lèvres. Chez nos petits aphasiques, au contraire, dès que l'acmé fébrile est passé, quand l'état général se relève, nous assistons à des scènes de gesticulation, entrecoupées de cris gutturaux pour essayer de se faire comprendre. Parfois quelques mots subsistent présents à la mémoire restes du vocabulaire de l'enfant ; c'est le terme de « maman, oui, non, vite », quelques mots monosyllabiques que les petits malades répètent à tout propos.

Le plus souvent la rééducation est rapide, elle procède par bonds, et l'enfant rentre vite en possession de sa langue maternelle. C'est d'abord un mot qui est prononcé, une courte phrase : « à boire maman » : le soir, il dit une phrase plus longue, et quelques jours après la parole est devenue normale. Pendant les premiers jours cependant l'intonation est bizarre, la voix monotone, la parole trébuchante, quelques mots sont défigurés, employés l'un pour l'autre. Dès qu'on prononce devant l'enfant le terme technique, il le répète souvent d'une façon parfaite, quelquefois alors qu'on lui en a dit seulement la première syllabe. C'est le moment de rappeler qu'il peut exister non seulement une aphasie par perte des images motrices ou leur effacement, mais encore que cette amnésie peut aller jusqu'à la suppression complète des souvenirs des mots si l'enfant est très jeune. Lorsqu'il n'a pas dépassé deux ans, il doit le plus souvent réapprendre à parler. L'étude du langage est alors excessivement rapide par suppléance de l'hémisphère opposé, disent certains auteurs, probablement aussi par cette remarquable aptitude de l'écorce cérébrale infantile à l'acquisition de connaissances nouvelles, plus simplement parce que les souvenirs des mots n'étaient qu'imparfaitement effacés et qu'il suffit de les imprimer un peu plus profondément par la répétition pour les faire réapparaître.

La dysarthrie est rare. Elle existe dans certains cas, tel celui du petit malade complètement paralysé de la langue. L'anarthrie disparaît rapidement, le malade restant aphasique, alors que les muscles phonateurs ont récupéré toute leur vitalité.

Un fait domine toutes ces aphasies ; c'est l'absence de troubles intellectuels concomitants. La crise d'aphasie est fréquemment précédée d'une aggravation générale de tous les symptômes avec prédominance des signes cérébraux. L'enfant tombe dans l'adynamie, le coma, il y a inhibition de l'écorce cérébrale par l'intoxication des cellules portée à son maximum. Mais, peu de temps après, grâce à l'élimination des toxines, la personnalité reparaît avec la lucidité complète de l'intelligence. La signature de l'encéphalite persiste dans les troubles du langage. Il est alors facile de se rendre compte de l'état d'esprit de l'enfant. Il comprend très bien ce qui se passe autour de lui, il interprète logiquement les faits dont il est le témoin, tel ce petit enfant dont on rasait les cheveux pour lui faire des pointes de feu sur le cuir chevelu et qui se demandait pourquoi ce n'était pas son coiffeur habituel qui effectuait cette opération.

Dans certains cas cependant, comme dans tous les états infectieux, on peut assister avant ou après la perte de la parole à l'apparition de troubles mentaux nettement liés à l'intoxication de l'organisme. Le délire est très fréquent, s'accompagnant d'angoisse, de phobies, d'hallucinations, d'excitation aiguë, parfois de fureur.

Lorsque l'enfant est très jeune et que la crise est intense le cerveau restera irrémédiablement lésé. L'enfant sera un arriéré mental atteint de sclérose cérébrale. Quelquefois on voit apparaître au cours de cet état infectieux des crises convulsives. Elles consistent parfois en de simples contractions localisées dans le domaine du facial secousses de la commissure labiale , mouvements des globes oculaires, après quelques secondes le calme se rétablit. D'autres fois les convulsions se généralisent, d'abord du côté paralysé, puis aux quatre membres et l'on assiste à une crise d'épilepsie classique. La parole est ensuite un peu plus embarrassée, mais ces troubles se dissipent bientôt. Les crises peuvent cesser avec la convalescence de la maladie infectieuse, elles persisteront parfois, particulièrement chez les enfants à hérédité nerveuse lourdement tarée, avec antécédents éclamptiques. Dans certains cas on assiste simplement à des crises d'hystérie, comme chez ces deux enfants, frère et sœur, qui présentèrent des accidents semblables différant seulement d'intensité.

Quels que soient les cas et l'étiologie, les aphasies toxi-infectieuses demandent pour évoluer vers la guérison un laps de temps variable, de quatre à cinq jours à cinq ou six semaines.

Dans des cas très exceptionnels, la parole n'est pas encore normale un an après le début des accidents, malgré la rééducation. Il s'agit ,dans ces cas-là, de scérose cérébrale ayant succédé à l'encéphalite primitive, sans qu'il soit pour cela besoin d'invoquer l'hypothèse d'une embolie. Dans les deux observations où nous avons constaté cette prolongation anormale des troubles du langage on n'avait pu, malgré une auscultation soigneusement pratiquée, relever de signes d'endocardite. (Observations d'aphasie dans la scarlatine et la chorée.)

OBSERVATIONS

OBSERVATION PREMIÈRE

Due à l'obligeance de M. le docteur GERMÈS.

C...., âgé de 9 ans, avait présenté à l'âge de 5 ans de la paralysie infantile qui n'avait presque pas laissé de traces.

Dans les premiers jours de juillet 1909, il fut pris des premiers symptômes de la fièvre typhoïde ; son état fut grave d'emblée, et au bout de quelques jours, le diagnostic s'imposait d'une façon nette : la température très élevée restait toujours le soir aux environs de quarante et un degrés.

La maladie était en pleine évolution, d'ailleurs sérieuse, mais sans manifestation anormale, lorsque brusquement, l'enfant cessa de parler. Il entendait parfaitement, on sentait qu'il voulait faire un effort pour répondre, mais inutilement. L'enfant se plaignait souvent, son gémissement n'était pas même un cri, mais quelque chose d'absolument inarticulé. Cette aphasie absolue dura de fin juillet au 20 septembre. Après quelques alternatives, la fièvre avait cédé. Depuis les derniers jours d'août, la vie du malade ne paraissait plus en danger ; je voyais l'enfant deux fois par jour, et j'eus de nombreuses consultations avec deux de mes collègues. Tout en déclarant que l'enfant guérirait de sa fièvre typhoïde notre pronostic était plus réservé quant au retour de la parole. Voilà que subitement le 20 septembre au matin, l'enfant appela très nettement sa grand'mère qui le soignait plus spécialement. La parole était faible, mais absolument nette. L'enfant donnait bien aux objets les noms qui leur convenaient, et depuis ce jour tout rentra peu à peu dans l'ordre.

Durant tout le cours de la maladie, il n'y eut pas de trouble cérébral autre que celui-là, et son apparition fut aussi brusque que sa disparition.

OBSERVATION II

(Empruntée à la thèse d'ASSELINEAU). — SMOLER.

Fillette de 6 ans, tare nerveuse dans la famille, fièvre typhoïde grave au déclin, se plaignit d'un violent mal de tête et se réveilla un matin ne possédant plus dans son vocabulaire que le mot « nutter ». Un peu d'albumine dans l'urine ; dix-sept jours après, pendant une autre nuit, le langage revenait subitement avec quelques hésitations seulement pour certains mots, disparaissant elles-mêmes en deux ou trois jours.

OBSERVATION III

(Empruntée à la thèse d'ASSELINEAU). -- FRIEDRICH.

Fillette de 11 ans ; aphasie dans le cours de la deuxième semaine, surdité un peu plus tard. Cependant la malade peut crier et ne s'en fait pas faute. Au bout de trois semaines, elle prononce des mots isolés, après quelques jours, elle a recouvré tout le langage ; convalescence très lente.

OBSERVATION IV

(Empruntée à la thèse d'ASSELINEAU).

Garçon de 8 ans ; aphasie complète avec surdité au cours de la maladie. Pendant la convalescence, l'ouïe revient en premier lieu, puis la parole peu à peu.

OBSERVATION V

(Empruntée à la thèse d'ASSELINEAU).

Garçon de 14 ans ; aphasie complète à la fin de la première semaine avec état cérébral grave durant la semaine. Revenu à lui, ne peut ni lire, ni écrire, ni s'exprimer autrement que par signes. Mouvements incoordonnés des membres. Après sept semaines retour subit de la parole avec quelques légères incorrections de la lecture et de l'écriture. Guérison.

OBSERVATION VI

(Empruntée à la thèse d'ASSELINEAU).

Garçon de 10 ans, qui à la quatrième semaine d'une fièvre typhoïde demeura complétement privé de la parole ; physionomie sans expression, poussant un espèce de grognement pour indiquer son désir de manger. Intelligence intacte cependant. Cet état se prolonge une semaine. Le langage revient ensuite intégralement.

OBSERVATION VII

(Empruntée à la thèse d'ASSELINEAU). — WEISSE.

Garçon de 8 ans ; aphasie complète au début de la convalescence d'une fièvre typhoïde grave. Légère parésie des extrémités supérieures. Ne se fait comprendre que par grognements ; trois semaines d'aphasie ; guérison par loquacité délirante. Quelques jours après, perte de la faiblesse du bras. Cinq mois après les autres troubles sensitivo-moteurs ayant disparu, il reste malgré tout quelque chose d'insolite dans l'émission de la voix parlée.

OBSERVATION VIII

(Charité. *Annales*, 1875, p. 520).

Henoch a observé l'aphasie dans la fièvre typhoïde chez huit enfants, complète dans six cas, l'enfant ne s'exprimant que par signes ou sons inarticulés. Invasion non à l'acmé mais pendant le stade amphibole ou à l'entrée en convalescence. Durée cinq semaines, douze jours, six jours, sept jours. Dans le dernier cas, il y avait aussi ptosis double et paralysie du moteur oculaire externe. Tous ces cas étaient graves.

OBSERVATION IX

(Empruntée à la thèse d'ASSELINEAU).

Muller (1872) décrit comme symptôme le plus saillant de l'épidémie de Calvo en Wurtemberg, la difficulté et la suppression de la parole sans qu'il fût possible de rattacher ce symptôme à la perte de la mobilité de la langue.

OBSERVATION X

(Empruntée à la thèse d'ASSELINEAU). — STEINTHAL.

Fillette de 7 ans, restée quatorze jours sans émettre une parole au cours d'une fièvre typhoïde grave, elle dut apprendre de nouveau à parler pendant la convalescence en commençant par des syllabes exactement comme au premier âge, mais avec des résultats très rapides.

———

OBSERVATION XI

(Thèse ASSELINEAU).

Garçon de 10 ans. Albuminurie. Aphasie précédée au vingt-deuxième et au vingt-quatrième jour de deux attaques de collapsus profonds. D'une semaine. Début par monosyllabes.

———

OBSERVATION XII
Résumée

(Thèse ASSELINEAU).

Le nommé R..., âgé de 14 ans, bonne constitution, pas d'antécédents personnels, père nerveux.

Dans le courant du deuxième septénaire, l'enfant a du délire, dès lors, on constate une certaine gêne à la déglutition, salivation abondante qui s'écoule sur la poitrine du malade. A la fin de la deuxième semaine, le 9 juin, impossibilité d'avaler la moindre boisson, les mouvements de déglutition ne se font plus ; il prononce très indistinctement ; l'intelligence est conservée.

10 juin. — État stationnaire ; l'enfant appelle à peu près distinctement son père et sa mère ; intelligence conservée.

11 juin. — L... ne peut parler ; la bouche est entr'ouverte, la salivation est toujours abondante ; la langue nage dans la salive. Il y a une ataxie complète dans les mouvements de la langue. Il n'y a pas de surdité verbale.

12 juin. — Aphasie totale ; point de paralysie, tous les mouvements sont conservés, la force musculaire est intacte. L... avale quelques cuillerées de lait.

13 juin. — L..., toujours aphasique, ne présente ni surdité verbale, ni paralysie. Il s'intéresse au bruit de la rue et au va-et-vient de ses parents qui le soignent. Les mouvements de la langue sont à peu près complètement récupérés ; on a fait tirer à L... plusieurs fois la langue, à la fin cependant il y a deux erreurs des mouvements mises sur le compte de la fatigue musculaire.

14 juin. — Aphasie complète.

15 juin. — Fièvre commence à tomber.

28 juin. — Le malade s'assied sur son lit, dans la journée il dit un mot : « maman », qu'il répète à

satiété et par où il répond à toutes les questions qui lui sont posées.

20 juin. — État stationnaire, pas d'agraphie.

30 juin. — Il dit une phrase entière pour demander de la citronnade.

Guérison complète.

OBSERVATION XIII

(Thèse de PAILLES, Montpellier).

Aphasie transitoire au cours d'une typhoïde.

(Recueillie par le docteur Mme GAUSSEL).

Fernand B..., âgé de 4 ans et demi. Antécédents héréditaires très bons.

Antécédents personnels. — Santé délicate, tempérament vif et irritable : rougeole légère en décembre 1900, convalescence très longue avec persistance de bronchite pendant deux mois environ.

Maladie actuelle. — Le 17 mars, à midi, l'enfant éprouve subitement un grand frisson. La température monte à 40° ; même état le lendemain, délire dans la nuit. Le 19 mars, je suis appelée et constate l'existence d'une fièvre très élevée sans aucun autre symptôme. L'enfant ne se plaint de rien. L'examen de la gorge permet de déceler une angine erythémateuse et un vomitif est administré le jour même.

Le soir, la température est encore à 40° et le délire très violent.

Le 20 mars, angine plus intense. On voit un dépôt blanc sur les deux amygdales et le voile du palais ; l'examen bactériologique permet de reconnaître le staphylocoque.

L'enfant est soumis au traitement par les bains tièdes donnés toutes les quatre heures.

Le délire persiste et toute la famille est convaincue que l'enfant est atteint d'une méningite ; aucun symptôme, aucune éruption ne vient éclairer le diagnostic qui reste hésitant jusqu'au sixième jour. A ce moment, quelques taches rosées apparaissent et permettent de faire le diagnostic de fièvre typhoïde ayant présenté un début brusque et anormal.

Au délire des premiers jours succède un état typhique, et l'enfant ne peut plus parler.

Il est atteint d'une aphasie complète. Quoiqu'il comprenne ce qu'on lui dit, il lui est impossible d'exprimer ses pensées.

L'aphasie persiste pendant quinze jours et disparaît progressivement. Les premiers mots prononcés par le petit malade sont : « A boire, maman ».

Le lendemain, le petit, au moment où on le met au bain, s'agite et dit à sa mère : « Sors-moi du bain. »

Depuis, la parole est revenue complètement, de même que la mémoire de tous les événements qui ont précédé la maladie.

Une poussée de furonculose intense et généralisée

est venue compléter la troisième période de la typhoïde.

Actuellement, le petit malade est complètement guéri.

OBSERVATION XIV

(Thèse DIEUZAIDE).

Pseudo méningite typhoïdique avec mutisme prolongé

Le 1er février 1902, je suis appelé à voir, avec le docteur Bonnod, un petit garçon de 4 ans, atteint depuis d'une fièvre typhoïde parfaitement bien caractérisée (taches rosées lenticulaires, ventre ballonné, fièvre continue).

Les choses avaient marché régulièrement, quand le 31 janvier, tout à coup l'enfant a été pris de vomissements, comme s'il avait une indigestion et il n'a pas tardé à tomber dans le coma, inconscience, mutisme, face congestionnée, respiration irrégulière (Cheyne Stockes), pouls à 120.

Pas de raideur de la nuque, pas de signe de Kernig, pas de raie méningitique. En présence de ces accidents, on ne peut qu'être effrayé ; mais on apprend qu'une sœur du petit malade, il y a trois ans, a été prise également d'une fièvre typhoïde, qu'elle a présenté les mêmes symptômes méningitiques et qu'elle a guéri.

Le père a eu la syphilis ; la mère est nerveuse. Ces antécédents nous donnent de l'espoir, et, en effet, en peu de jours, les troubles méningitiques disparaissent ; l'enfant cesse d'avoir de la fièvre.

Toutefois, pendant quinze jours, malgré la défervescence, l'enfant reste muet ; on ne peut lui arracher un seul mot.

Ce trouble psychique disparaît à son tour.

Le 26 février, je suis rappelé pour voir l'enfant, qui faisait une rechute qui a duré environ dix jours, et s'est terminée par une guérison définitive.

OBSERVATION XV

(Thèse DIEUZAIDE. — BOUCHUT ; *Gazette des Hôpitaux*, 1877).

En 1876, un garçon de 6 ans était convalescent d'une fièvre typhoïde assez grave ayant duré un mois. Il parlait bien et commençait à se lever lorsqu'on s'aperçut qu'il parlait un peu plus lentement. Deux jours après, le matin, il cessa de pouvoir parler, les mouvements de la langue restaient faciles ; à ce moment légère dysphagie.

Quand je le vis, il tirait la langue droite et la remuait en tous sens, mais il ne pouvait parler, sauf un ou deux mots péniblement articulés. Pas de paralysie des membres, ni de troubles des sens, quelques intermittences cardiaques. Peu de temps après ma visite, l'enfant recommença à articuler quelques mots, dans la soirée, la parole revint peu à peu, quoique lente, incertaine et balbutiée.

Le lendemain, vers dix heures du matin, il me parlait, quant au milieu d'une phrase la parole lui manqua tout à coup : je vis sa figure pâlir, ses yeux diverger, la commissure labiale droite se contracter convulsivement et la langue faire des efforts infructueux pour articuler quelques sons indistincts. Au bout d'une demi-heure, la parole revint comme auparavant.

Le soir, vers cinq heures, violente explosion de colère. Une demi-heure après, pendant son dîner, nouvelle attaque, pareille à celle du matin, avec pâleur mortelle, strabisme, convulsions du coin de la bouche, mutisme complet. La durée de cette attaque ne fut que d'environ cinq minutes ; au bout de ce temps, l'enfant se remit à parler.

Ces accidents d'aphasie ne se reproduisent plus et la guérison est complète.

OBSERVATION XVI

(Empruntée à la thèse DIEUZAIDE. — REISSEKCHITZ, de Vienne).

Le 11 décembre 1869, nous recevons un garçon de 4 ans, qui avait la fièvre depuis huit jours. Il présente des symptômes de fièvre typhoïde compliquée d'une pneumonie gauche. Pendant la nuit, agitation, délire

Le malade fait comprendre son désir d'avoir de l'eau par des cris inarticulés. Il n'est pas en état de prononcer une parole et cependant, quand ses parents viennent le voir, il les reconnaît et montre que sa conscience n'est pas troublée. Les parents assurent qu'il parlait très bien peu de temps avant son entrée à l'hôpital.

La maladie empire de plus en plus. Le 23 décembre, l'enfant perd complètement connaissance, il tombe dans le collapsus et meurt le 25 décembre.

A l'autopsie, on trouve les méninges épaissies : le grand sinus de la faux du cerveau vide ; la substance cérébrale molle et pâteuse, donnant peu de sang ; sur les méninges des plaques laiteuses. Dans la boîte crânienne il y a environ un drachme de sérum limpide.

En outre on constate des lésions de nécrose des cartilages aryténoïdes de splénisation du poumon gauche et enfin tuméfaction des plaques de Peyer.

OBSERVATION XVII

(Empruntée à la thèse DIEUZAIDE. — Eschurich et Fisch).

Un enfant âgé de 10 ans, atteint d'une fièvre typhoïde de moyenne intensité, est admis à la clinique infantile du docteur Hauer. Vers le huitième jour de sa maladies, taches rosées lenticulaires, rate moyenne.

météorisme, selles liquides ressemblant à de la purée de pois ; fièvre vive 39°5 à 40°. Le diagnostic fut confirmé par la présence des bacilles typhiques dans les selles.

A partir de la fin du deuxième septénaire, l'enfant ne prononça plus une parole, tandis qu'il paraissait comprendre ce qu'on lui disait. Vers la fin du troisième septénaire, la température redevint presque normale, mais l'aphasie persista toujours. En outre, le petit malade qui avait été jadis intelligent, devint tout à coup excessivement agité en présentant tous les symptômes de la démence.

Dans le cours de la quatrième semaine, la température s'éleva de nouveau par oscillations ascendantes, sans que l'examen des matières fécales vint dénoter la présence de nouveaux bacilles typhiques. Mais au bout de quelques jours, on put observer en même temps qu'une fièvre très vive un œdème considérable de la peau de la région périnéale qui fut suivi le lendemain d'une nécrose jaunâtre des tissus sous-jacents.

Mort de l'enfant.

A l'autopsie, on trouva toutes les lésions de la fièvre typhoïde. Anémie de la substance cérébrale et épanchements ventriculaires.

OBSERVATION

Partial hémiplegia with amnesia occuring after scarlatina by Addy.

(Résumée).

William R..., âgé de 14 ans, envoyé à l'hôpital des fiévreux le 4 février 1874. Scarlatine avec poussées irrégulières de température, angine très marquée. Eruption légère suivie de desquamation. Il se releva très bien de cette maladie conservant toutefois une surdité légère du côté gauche sans otorrhée, se plaignant de mal à la tête et vomissant de temps à autre. Les amygdales restaient grosses et étaient cautérisées au nitrate d'argent. Il alla de mieux en mieux jusqu'au 23 février, pendant la nuit il eut des convulsions à la suite desquelles il resta insensible et inconscient. Il resta dans cet état pendant vingt-quatre heures, alors la connaissance revint graduellement. Le bras droit était plus faible que le gauche, mais incomplètement paralysé. Les pupilles dilatées réagissant faiblement à la lumière. Constipation.

Le 24 février le pouls est à 100. Le malade est sorti du coma, mais il paraît tout à fait stupide.

Le 25, un vésicatoire fut appliqué sur la région temporale gauche, la tête fut rasée et l'on appliqua trois fois par jour une pommade à l'iodure de potassium. On administre un purgatif. Le 25, amélioralion. Il devint graduellement plus sensible et capable de prononcer quelques mots. La surdité augmenta et les amygdales diminuèrent de grosseur. Actuellement l'amnésie est très marquée. Quand on lui montre un canif, il ne peut nous dire son nom, mais il essaie d'ouvrir la lame. Il méconnaît le nom des plus simples choses comme une bouteille, un crayon, une montre, une clé ; il était incapable d'écrire son propre nom, arrivant seulement à retrouver les premières lettres deux ou trois jours après. Quand on lui montrait une montre et qu'on lui demandait l'heure, il ne pouvait la dire, mais il la montrait avec les mains ; on lui montrait une clé, il désignait la porte indiquant son usage, mais ne pouvait nous dire son nom, et quand on le lui disait, il ne pouvait le répéter mais paraissait très embarrassé et répondait simplement « pouvoir, pouvoir ».

Le 6 mars, il essaya son habileté à écrire. Il ne put écrire son propre nom jusqu'à ce qu'il le vit sur son numéro d'ordre, alors il le copia ; de même, il ne put écrire Manchester que lorsqu'il le vit en écrit sur sa bouteille de médicaments. Alors il le recopia. Il pouvait lire à haute voix, mais il omettait quelques mots et il en prononçait mal d'autres.

Le 8, il lut l'heure sur sa montre correctement et sans hésitation, il ne put pas lire le mot clé, et montrant plusieurs objets dans la chambre, il les nomma sans qu'on les lui demande comme pour faire preuve d'habileté. Il progressait réellement beaucoup. Cinq

ou six jours après, il eut quelques contractions musculaires sur le côté droit de la face et il sembla plus
déprimé pendant quelques heures.

Le 14 mars, il comprend tout à fait quand on
s'adresse à lui et connaît le nom des objets. Je le mets
à l'épreuve à la fois maintenant pour la lecture et
pour l'écriture. On le prie de nommer successivement
les lettres majuscules, il le fait, mais se trompe quelquefois, ou s'il répond correctement c'est toutefois
après quelques hésitations. En faisant la prière, il
omet quelques mots. Il écrit ensuite sa prière sans
livre, mais il fait des fautes d'ortographe à treize mots
et en omet plusieurs autres, mais il prétendait ne pas
écrire correctement avant d'être malade. Il y avait
encore quelque faiblesse du côté droit. Il sortit
le 20 tout à fait bien par la suite.

Aphasie, complication d'une rougeole

Le docteur Allyn, de Philadelphie, a réuni quatre
cas de paralysie consécutives à la rougeole. Il
ajoute une observation personnelle de paralysie survenue chez un garçon âgé de 13 mois. L'enfant avait
une rougeole de gravité moyenne. Au moment où
l'éruption pâlissait, une pneumonie se développa.
Lorsque la convalescence de cette complication pulmonaire commença on s'aperçut que l'enfant était
paralysé du côté gauche. Il y avait du ptosis du côté
droit, les pupilles étaient contractées, et le pouls

était arythmique, la respiration avait le type de Cheyne Stokes.

Vingt mois plus tard, une amélioration considérable s'était produite plus marquée au niveau de la face. On constatait une augmentation de la force à la fois du bras et de la jambe, absence de contracture, mais l'état mental n'était pas encourageant. La parole et l'articulation étaient très défectueuses. L'enfant était très arriéré au point de vue de son vocabulaire.

L'auteur pense qu'une susceptibilité spéciale du système nerveux est nécessaire pour que cette complication se produise.

A case of Strümpell paralysis (polio-encéphalitis) combined with infantile paralysis.

La malade était une fille âgée de 11 ans, qui avait été paralysée il y a six ans. Sa mère raconte que la fillette revint de l'école en se plaignant d'une douleur de tête dans la région temporale gauche. Elle eut ensuite une convulsion faciale qui tirait les traits du côté gauche ; il y eut perte de la parole avec paralysie du bras et de la jambe droite. La paralysie faciale s'améliora graduellement, et la parole revint quatorze mois après le début de la maladie. L'enfant au début de la maladie était en bonne santé, et l'on ne pouvait relever aucune trace de rhumatisme, de chorée, etc., elle apprenait peu à l'école, étant très étourdie. Le bras droit est atteint de paralysie spastique. Il y a flexion du coude sur le poignet, les doigts sont flexibles du côté droit, le bras a un quart de pouce de longueur de plus que celui du côté opposé. Les mouvements sont incomplets, tremblés. Nous attribuons l'augmentation de longueur aux mouvements choréiformes. Les réactions électriques sont normales. Le cœur et les poumons sont sains, la jambe droite est plus courte d'un pouce que la jambe gauche. Les péroniers donnaient la réaction de dégénérescence. Evidemment, il s'agissait d'une paralysie cérébrale hémiplégique avec atteinte de la face et perte de la parole. Pas de réaction de dégénérescence à la partie supérieure, ni perte des réflexes. La jambe est amaigrie et présente la réaction de dégénérescence.

OBSERVATION

Relative à une aphasie dans le cours des oreillons.

(*La Lancette*, 1883. — Docteur HEALY).

Un enfant de 15 ans, très nerveux, contracte les oreillons. Il semblait guéri quand survint du délire, de la fièvre, une otite. Le cinquième jour, la température monte à 41°7. Les pupilles sont insensibles à la lumière. Il y a de la constipation. Les jours suivants, délire avec fureurs qui oblige à attacher l'enfant. Pas de céphalée ni de vomissements.

Pendant six mois, la marche est difficile, il y a de l'incertitude et de l'incoodination, la parole est embarrassée, agraphie, émotivité exagérée.

OBSERVATION

d'aphasie chez un tuberculeux.

(Abercrombie, p. 208).

Un enfant de 4 à 5 ans, que j'ai vu avec le docteur B..., avait tous les symptômes d'une fièvre lente ; il tomba dans la stupeur qui s'accompagna de dilatation des pupilles et de cécité avec un certain degré de strabisme. Il perdit la parole et ne la reprit graduellement qu'après être resté complètement muet pendant près d'un mois. La cécité n'avait duré que six jours. Le retour de la parole fut précédé d'un écoulement abondant par les deux oreilles. Trois mois environ après, il mourut à la campagne d'une maladie cérébrale. On trouva des tubercules dans le cerveau avec un épanchement séreux.

OBSERVATION

(Empruntée à la thèse d'ELLIE. — BILLAUT).

Grippe.

Une petite fille était atteinte, en octobre 1889, d'une hypertrophie notable des ganglions du cou : toux persistante, fréquence extraordinaire du pouls, pneumonie. Amélioration notable, quand le 15 décembre, l'enfant fut atteinte de grippe. Dans les premiers jours de janvier une élévation brusque de la température marqua le début d'une broncho-pneumonie, qui, après s'être améliorée et aggravée à diverses reprises, parut entrer, définitivement en voie de résolution. Chez cette enfant les poussées aiguës se faisaient avec une rapidité étonnante, et les accidents affectaient une remarquable mobilité d'intensité et de siége.

L'état de la petite malade semblait des plus satisfaisants, quand apparut une otite de l'oreille droite. La suppuration fut peu abondante, mais au moment où disparut la suppuration et bien que la lésion auriculaire siégeât à droite, la parole commença à s'embarrasser et le 20 janvier des convulsions se produisirent spontanément ; la malade perdit momentanément l'usage de la parole. Depuis quatre jours la température était redevenue normale, bien que le pouls fût toujours rapide.

Après la crise, la parole revint ainsi que la connaissance des choses extérieures, mais le lendemain matin, pendant que l'on procédait à la toilette de la petite malade, une nouvelle crise de courte durée se produisit encore. Enfin, le soir du même jour, commençait une dernière attaque d'épilepsie : l'enfant resta vingt-trois heures en état de mal, le râle trachéal apparut et la mort arriva.

Cette enfant n'avait jamais eu de troubles nerveux, mais son grand-père était épileptique et aliéné ; la mère de son aïeule maternelle était aussi atteinte du même mal.

Paralysie infantile.

(Observations de MEDIN, 1887).

Trois cas ont été accompagnés d'aphasie : deux garçons de 3 ans et une petite fille de 2 ans et 7 mois.

————

OBSERVATION

(Thèse de TORTE).

Encéphalite.

Jeanne A..., 10 mois, père et mère bien portants. Une sœur âgée de 3 ans et demi, bien portante, une autre âgée de 8 jours. Grossesse et accouchement normaux. Nourrie au sein jusqu'à 10 mois.

Diarrhée au mois d'août 1904, à l'âge de 14 mois, durée trois ou quatre jours. Dans la nuit du 31 décembre 1904 au 1er janvier 1905, la mère remarqua que la petite fille avait des soubresauts dans son lit. Le 1er janvier, l'enfant était par moments somnolente, l'appétit était conservé.

Le 3 janvier, la mère en habillant sa fillette, remarqua une raideur du bras droit, la main était fermée et tout le membre était agité de contractions classiques. Ces contractions se répétèrent plusieurs fois dans la journée avec des intervalles de repos de deux et trois heures. Le réveil des contractions était annoncé par un cri. Comme l'enfant restait couchée, on ne remarqua rien d'anormal du côté des membres inférieurs. L'enfant ne parlait presque plus. En outre, elle présentait une surdité complète et de l'amaurose. Le 4 janvier, la mère s'aperçoit que la jambe droite est raide et résiste à la flexion et qu'elle est animée de contractions semblables à celles du bras. Cris et convulsions dans la journée et dans la nuit. Dans l'intervalle des crises l'enfant est calme. Le 6 janvier, les crises sont subintrantes, l'enfant présente des contractions classiques. La contracture apparaît dans le membre supérieur gauche, la langue est animée de contractions, et la face déviée à gauche. La tête est renversée en arrière avec raideur de la nuque.

9 janvier. — L'enfant entre à l'hôpital, tête renversée en arrière, bouche ouverte et déviée à gauche, langue retournée en haut et animée de contractions classiques. Aphasie. L'œil est mobile ainsi que la paupière, les pupilles commencent à réagir. Le bras gauche collé au corps et l'avant-bras légèrement fléchi sur le bras, la main est fermée. Jambe gauche dans l'extension complète, pied en varus et animé de mouvements semblables à ceux de la main, bras droit

contracturé en flexion, jambe droite légèrement contracturée. Pas de mouvements de ce côté.

Les réflexes sont d'une recherche difficile, l'enfant s'alimente, mais lorsqu'elle avale elle ne ferme pas complètement la bouche. Pendant le sommeil les mouvements et la contracture cessent.

10 janvier. — État stationnaire. Ponction lombaire à 3 heures et demie du soir. On recueille trois centimètres cubes d'un liquide absolument limpide comme de l'eau de roche. Cyto-diagnostic : Le résidu ne contient pas de globules sanguins, un peu d'albumine et quelques lymphocytes, urines normales.

11 janvier. — La famille de l'enfant, effrayée par la persistance des phénomènes convulsifs et craignant une mort prochaine, emporte l'enfant de l'hôpital. Les convulsions cessent dès le lendemain.

On a suivi l'enfant dans sa famille. Les mouvements classiques ont disparu, et les membres restent paralysés. Cette paralysie s'est atténuée progressivement. Les membres du côté droit ont les premiers recouvré leurs mouvements trois mois après le début de la maladie, le bras et la jambe droits ne présentaient plus ni paralysie ni contracture. La disparition de la paralysie a été plus lente à gauche, il reste encore une légère déviation de la bouche, et de la maladresse et de la faiblesse du bras gauche. L'enfant traîne légèrement la jambe gauche.

Cette enfant a donc été atteinte brusquement de convulsions, d'aphasie, d'amaurose, de surdité, puis de paralysie et de contractures qui ont rétrocédé peu à peu, les unes après les autres, et n'ont laissé qu'une légère trace de leur passage.

Nil. — Filatow.

Le 11 mars sont amenés à la clinique deux enfants, frère et sœur, âgés de 4 et 5 ans. Tous deux avaient perdu la parole ; de plus, la petite avait perdu le pouvoir de se tenir debout. Convulsions générales chez le garçon pendant quinze jours. Tous deux étaient tombés malades en août, d'abord la sœur, quatre jours après le frère, et quatre jours encore plus tard un plus jeune frère. Chez tous la maladie apparut avec les mêmes symptômes : froid, fièvre élevée, astasie et aphasie. Au bout de quelques semaines, la température baissa mais remonta bientôt après. Pendant cette deuxième période de fièvre on constata chez la fillette de l'opisthotonos, plusieurs fois par jour, l'enfant avalait avec peine, surtout les liquides. Chez son frère, l'état fébrile dura environ quatre semaines : puis apparurent de petits accès qui consistent en chutes par terre, le plus souvent sur le dos, avec perte momentanée de connaissance.

Le troisième enfant eut de la fièvre, des convulsions, mais ne perdit pas la parole et fut rétabli au bout d'une semaine,

La fillette reste toujours tranquillement assise, elle peut se tenir debout, mais pas longtemps, elle tombe comme une souche sans ployer les jambes ni le tronc. Pas de paralysie des muscles du visage, ni de ceux des extrémités. Ataxie et tremblement des membres supérieurs à l'occasion des mouvements spontanés, réflexes tendineux et cutanés conservés. Pas d'anesthésie ni de paresthésie. Une certaine difficulté à avaler.

OBSERVATION

Hémiplégie complète suivie de contracture avec aphasie au cours de la chorée.

(Par MM. SIMON et CROUZON. *Revue des Maladies de l'enfance,* 1901).

Rachel L..., âgée de 12 ans, entre à l'hôpital Trousseau le 21 avril 1901 pour une chorée grave. L'enfant est, en effet, animée de mouvements désordonnés Les membres s'agitent en tous sens d'une façon brusque et impulsive, tantôt elle bat l'air de ses mains, tantôt elle lance les bras hors du lit ; ses doigts se fléchissent ou s'étendent de la façon la plus irrégulière ; la tête s'agite sur l'oreiller et la face grimace continuellement ; la langue sort brusquement de la bouche, les lèvres sont sans cesse mordues. Les muscles du tronc et du bassin n'échappent pas à cette incoordination folle ; l'enfant s'assied tout à coup, puis se renverse brusquement en arrière en heurtant les barreaux du lit. La parole est presque impossible. La température atteint 38°4, l'état généralement bon, il n'y a pas de délire, l'examen des organes ne décèle rien d'anormal.

Le 22 et le 23 avril, l'état reste sensiblement le même malgré le chloral.

Le 24, l'état s'aggrave, les mouvements du tronc sont si brusques et si violents, qu'on craint à tout instant de voir l'enfant tomber de son lit. Le délire est apparu ; elle parle sans cesse et manifeste des hallucinations de la vue. On l'entend dire : « Voilà mes souliers qui brûlent ! Voilà ma chemise brune ! »

Quelques heures après, elle croit voir un géant qui démolit la maison, puis brusquement, s'interrompt pour crier : « Oh ! ce gros chien ! » Elle se plaint des infirmières, affirme qu'on l'a battue. L'enfant a de l'incontinence des sphincters.

La température oscille autour de 38° ; on ne trouve rien d'anormal à l'auscultation du cœur ni des poumons. Mais au niveau des surfaces d'extension des jointures (genoux, coudes), on voit des éraillures superficielles de la peau entourées d'une zone de lymphangite réticulaire. On donne du chloral. Malgré cela, on est obligé de faire une injection de un demi-centigramme de morphine grâce à laquelle les mouvements se calment dans la nuit.

Le 25, agitation encore considérable. Outre le chloral, on prescrit trois grammes d'antipyrine.

Le 26, la température est encore de 38°5, mais les autres symptômes se sont en partie amendés ; le délire a disparu, les mouvements moins violents, il n'y a plus d'incontinence des sphincters, la température tombe le soir à 36°9. L'auscultation du cœur, soigneusement pratiquée chaque jour ne relève aucune lésion cardiaque.

Le 27, température normale, agitation minime.

Le 28, on trouve l'enfant à la visite avec une hémiplégie totale du côté droit ; la malade est couchée sur son bras ; quand on le soulève, il retombe lourdement et flasque sur le lit ; de même pour le membre inférieur. L'anesthésie est complète à tous les modes. Du côté droit, phénomène de Babinski. Dans tout le côté gauche existent encore quelques mouvements choréiques ébauchés ; ils manquent au contraire dans le côté droit qui est totalement inerte. L'enfant a de l'incontinence absolue des sphincters. L'hémiplégie s'accompagne enfin d'aphasie ; la petite malade ne peut prononcer aucune parole quoique les mouvements des lèvres et de la langue soient conservés. L'état général est toujours bon, mais la température est remontée à 37°8 ; elle augmentera encore les jours suivants, pour atteindre, le 30 avril, son maximum : 38°7. Il semble donc qu'on soit en présence d'une nouvelle poussée fébrile, dont l'apparition a coïncidé avec celle de la paralysie. L'examen du cœur est toujours négatif. On supprime l'antipyrine et tout traitement médicamenteux.

Les mouvements choréiques du côté gauche disparaissent les jours suivants : la température qui avait été normale le 7 mai, fait encore deux nouvelles ascensions à 38° le 11 et le 18. L'incontinence des sphincters a cessé, l'état cérébral s'améliore rapidement, le regard s'anime, l'enfant sourit aux objets qu'on lui présente, mais la paralysie et l'aphasie subsistent.

Il y a paralysie faciale (facial supérieur et inférieur) du côté droit, du muscle peaucier également à droite. Au membre supérieur droit, l'élévation du bras, la flexion et l'extension de l'avant-bras sont conservées, mais il y a perte des mouvements spontanés de la main et des doigts. L'enfant tient mal une fourchette et ne peut s'habiller seule. Il existe une ébauche de contracture. Quand on étend la main sur l'avant-bras, les doigts se fléchissent légèrement. Enfin, quand on mobilise l'épaule droite, on provoque une douleur dans l'articulation, signe d'une arthrophie du membre inférieur droit, conservation des mouvements de la hanche et du genou, abolition du mouvement du pied et des orteils, le réflexe rotulien est exagéré, clonus du pied facile à provoquer, phénomène de Babinski, réflexe abdominal et épigastrique supprimés du côté paralysé, au membre supérieur, exagération des réflexes tendineux. La marche est très difficile. La sensibilité est complètement revenue. Troubles vaso-moteurs à l'extrémité du membre, œdème, cyanose et refroidissement de la peau.

L'enfant présente une aphasie motrice à peu près pure. Malgré la rééducation qu'ont essayé de faire les infirmières qui la soignent, l'enfant ne peut dire spontanément que quatre ou cinq mots très simples, comme : « Bonjour et Merci ». La parole répétée est également très pénible, on peut lui faire dire : « Bonjour Monsieur », à condition de lui faire répéter chaque mot isolément. Toute autre tentative portant sur des phrases plus compliquées est vaine. Elle a conservé la mémoire des airs, elle les chantonne mais sans pouvoir prononcer les paroles.

Et pourtant, la surdité verbale est nulle, l'enfant comprend bien les ordres qu'on lui donne, même un peu difficiles, à exécuter, comme le suivant : On lui présente quatre morceaux de papier de taille inégale en lui disant de garder le plus gros, de donner le plus petit et de jeter les deux autres. Enfin, la mémoire visuelle des mots est également bien conservée et l'enfant exécute les ordres qu'on lui donne par écrit.

On revoit l'enfant au mois d'octobre. La marche est possible. La jambe droite fauche légèrement. La motilité du pied est normale, de même que la contraction des muscles du bras, les doigts sont fléchis dans la main. Les réflexes tendineux sont très exagérés, la trépidation épileptoïde du pied droit est facile et persiste deux minutes. Il y a le signe de Babinski avec ébauche du signe de l'éventail. La face est encore légèrement atteinte, l'aphasie est restée sensiblement la même ; malgré plusieurs leçons par jour, l'enfant ne peut compter bien que jusqu'à quinze : enfin, elle ne peut dire d'elle-même que toujours les mêmes mots : « oui, non, bonjour ».

Nous pouvons dire qu'il s'agit là d'une paralysie organique autour de la chorée.

———

OBSERVATION
d'aphasie au cours de la coqueluche.

Etienne ..... âgé de 8 ans.

Enfant de souche arthritique, le père et la mère sont en bonne santé, mais ils ont un tempérament nerveux.

Antécédents personnels. — Né à terme, nourri au sein. L'enfant, d'abord très vigoureux, devient ensuite presque chétif dans le courant de la deuxième année. Rougeole à 2 ans, complications pulmonaires pendant la convalescence. Crises d'asthme depuis lors à intervalles réguliers, suivies de bronchite.

Maladie actuelle. — Depuis quelque temps (trois semaines environ avant le début de la maladie actuelle), l'enfant a de la toux de coqueluche, les quintes sont peu fréquentes, six à sept par jour.

Le 12 avril, l'enfant, qui n'avait pas quitté la chambre depuis quelques jours, descendit jouer dans le jardin, où il passa l'après-midi. Il rentra de lui-même, se plaignant d'avoir froid et de souffrir des reins. On le coucha, et il s'endormit immédiatement. Le lendemain, l'enfant se leva et jouait bruyamment dans sa chambre. Tout d'un coup, il s'approcha de sa mère en s'écriant qu'il avait très mal à la tête, et ce disant il portait la main à son front. On le coucha aussitôt. Quelques instants après l'enfant fut pris de vomissements après avoir bu du lait. Ces vomissements persistent toute la journée. Interrogé, l'enfant ne sait pas dire ce qui lui fait mal, il ne répond pas à ce qu'on lui dit. Dans la nuit, les douleurs de tête devinrent excessivement violentes, l'enfant poussait des cris perçants, il fut pris alors d'une agitation très vive. Le médecin appelé dans la nuit entend des cris rappelant le cri hydrencéphalique, il constate une paralysie du membre supérieur droit. La température était peu élevée, 38°5.

14 avril. — L'enfant est pâle : de temps à autre bouffées de chaleur au visage, coloration rouge très marquée aux pommettes, photophobie intense, attitude en chien de fusil. Cri hydrencéphalique, langue un peu sèche, vomissements, constipation, ventre un peu rétracté en bateau.

Appareil respiratoire. — Quelques râles de bronchite disséminés sur toute la hauteur des deux poumons. Les quintes de coqueluche ont complétement disparu.

Appareil circulatoire. — Pouls régulier, bien frappé, 100 pulsations. Cœur normal.

Urines normales.

Système nerveux. — Les membres inférieurs de l'enfant sont en flexion, on observe le signe de Kernig. Paralysie flasque du membre supérieur droit et inférieur droit. Impotence complète. L'enfant ne peut soulever sa jambe du plan du lit, ni exécuter avec les doigts les plus légers mouvements. Les réflexes tendineux sont exagérés à droite, normaux à gauche. Réflexes cutanés conservés. Raie méningitique. Signe de Babinski peu net (?), pas de trépidation épileptoïde.

La tête pend en extension sur l'oreiller. La flexion est possible, mais légèrement douloureuse. Mydriase plus marquée à gauche. Pas de signes d'Argyl.

Depuis la veille au soir, l'enfant a bredouillé deux ou trois mots, puis n'a plus parlé. De temps à autre, il profère quelques sons inintelligibles. La connaissance est conservée. L'enfant sourit aux personnes qui viennent le voir et leur tend la main qui n'est pas paralysée.

Une première consultation a lieu. On pratique la ponction lombaire. Le liquide recueilli est absolument limpide. Examiné au microscope on ne retrouve les traces d'aucune réaction leucocytaire.

Traitement. — Calomel, 0 gr. 40 ; bromure, chloral.

15 avril. — L'enfant paraît moins lucide. L'agitation est moins grande depuis la ponction lombaire, la contracture de la nuque est devenue très nette. L'hémiplégie droite est toujours complète.

L'enfant, qui avalait jusqu'alors très bien, a de la difficulté à déglutir les liquides. Des accès de toux se produisent.

Les râles de bronchite augmentent vers le soir et un ronflement trachéal se produit. L'enfant, qui sait cracher en temps habituel, ne peut expulser les mucosités qui encombrent ses bronches. Dans la nuit, la paralysie pharyngée augmente, il se produit des crises d'asphyxie avec cyanose, congestion de la face. A l'aide d'une pince montée on retire en grande abondance des mucosités glaireuses du pharynx.

Traitement. — Pointes de feu sur le cuir chevelu du côté gauche, suivies d'onctions à l'onguent napolitain. Iodure de potassium : 1 gramme.

16 avril. — L'état général est grave, l'enfant est très affaibli. Le pouls, jusqu'alors très bon, devient irrégulier. La contracture de la nuque a excessivement augmenté.

En examinant de près on a observé un mouvement de rétraction du membre inférieur droit, en faisant sa toilette, au contact de l'eau chaude.

Le soir, le pouls devient rapide et difficilement perceptible. Les extrémités se refroidissent et l'état général va s'aggravant dans la nuit.

Vers 0 heures du matin, l'enfant se soulève sur son lit et crie « Vite, vite », il se tourne sur son côté paralysé et va chercher un verre sur la table de nuit. Il boit alors avec avidité. Un moment plus tard, il dit : « Maman », et exécute quelques mouvements avec sa main paralysée.

L'enfant est encore très déprimé ; cependant il ouvre les yeux quand on lui parle. Les membres supérieur et inférieur droits retombent sur le plan du lit quand on les soulève. Les réflexes tendineux sont toujours nettement exagérés. On constate quelques mouvements spontanés des membres paralysés.

La contracture de la nuque est très accentuée.

L'enfant entra dès lors en convalescence. Le 17 avril, il prononça quelques mots isolés, il continua ensuite à parler de mieux en mieux. Les premières phrases furent très courtes, les mots souvent modifiés. L'enfant passa deux jours à réclamer par le mot « chose », « chose... tu sais bien » du pain, désir que l'on devina d'abord sans qu'il ait pu l'exprimer. Le lendemain, il employait un mot pour un autre et comprenait bien qu'il faisait erreur dans l'interprétation de sa pensée. Il répétait les mots pour apprendre à les prononcer correctement.

La photophobie et la céphalée persistèrent encore sept à huit jours. La contracture de la nuque, qui était exagérée au début, ne disparut que quinze jours après le commencement de la convalescence.

L'enfant parle très bien à l'heure actuelle et ne présente aucune trace de paralysie.

Quelques considérations au sujet des Observations précédentes.

Il est à remarquer, à propos de l'observation première, que les antécédents nerveux personnels (paralysie infantile) vont s'enrichir au cours de la fièvre typhoïde de signes cérébraux (aphasie). Plus tard, cet enfant aura des manifestations de tuberculose osseuse du côté de l'articulation de la hanche dans le courant de l'année qui suivra sa guérison, fait nouveau, qui prouve combien le terrain tuberculeux est propice à l'éclosion de phénomènes nerveux au cours des maladies infectieuses. Dans les observations III et IV nous relevons de la surdité accompagnant l'aphasie.

Dans l'observation V, chez un enfant de 14 ans, nous trouvons associées à l'aphasie l'alexie et l'agraphie, qui disparaissent brusquement en même temps que les troubles du langage sept semaines après le début de l'aphasie.

L'observation VII nous ramène à des troubles psychiques remplaçant l'aphasie au moment de la guérison, qui se fait par loquacité délirante.

Parmi les cas publiés par Hénoch, un seul mérite de retenir notre attention, c'est celui dans lequel l'aphasie s'accompagne de paralysie du moteur oculaire commun et externe témoignant d'une extension au mésencéphale du processus d'encéphalite.

Dans l'observation XII, un enfant de 11 ans, après une période délirante, présente de la paralysie de la langue, de la dysarthrie et ensuite de l'aphasie avec conservation complète de l'intelligence. La guérison commence par la musculature de la langue, plus tard réapparition de la parole.

L'observation XV est un exemple de crises convulsives accompagnant l'aphasie.

Signalons, observation XVI, combien l'autopsie de ce cas fournit peu de renseignements intéressants touchant l'aphasie. Il est impossible de pouvoir baser l'anatomie pathologique des lésions sur de pareils renseignements.

L'observation XVII nous rapporte encore un cas d'aphasie avec troubles intellectuels.

Dans l'observation d'aphasie après la scarlatine, nous relevons l'existence de surdité de crises convulsives précédant l'apparition des troubles du langage (agraphie légère). La rééducation est plus longue que dans les cas précédents.

Dans l'aphasie complication d'une rougeole, publiée par le docteur Allyn, de Philadelphie, nous constatons une paralysie du moteur oculaire commun ; quelques troubles pupillaires, la respiration présente le rythme de Cheyne Stokes, le pouls est irrégulier, phénomènes qui témoignent d'une réaction cérébrale prononcée. L'atteinte du système nerveux par l'intoxication a été profonde puisque l'enfant reste arriéré.

Il est intéressant de relever un cas d'aphasie dans une observation de polio-encéphalo-myélite. Ce n'est pas le seul exemple que nous en ayons trouvé, puisque nous en avons relevé plusieurs dans les comptes rendus de Médin. Il est cependant très rare de rencontrer sur le même sujet des lésions aussi étendues du processus infectieux atteignant la moëlle et si nettement localisés au niveau de l'écorce.

Dans l'observation d'aphasie, au cours des oreillons, l'enfant dont il est question présenta aussi de l'agraphie. Il eut également des troubles délirants aigus avant d'avoir de l'embarras de la parole.

L'observation d'aphasie chez un tuberculeux, en dehors de l'évolution d'une méningite tuberculeuse est intéressante à signaler, un cas semblable a été rapporté par Klippel Voisin. Le syndrome aphasique se rattache ici non à la présence de tubercules dans la zone rolandique mais à l'intoxication sanguine.

La petite malade de M. Bilhaut a eu de l'otite de l'oreille droite avec suppuration abondante, avant que les troubles du langage apparaissent. Signalons aussi les phénomènes convulsifs qu'elle a présentés en même temps. Nous retrouvons dans ses antécédents un grand-père et une arrière grand'mère épileptiques et aliénés.

Nous avons emprunté à la thèse de Torte une observation d'encéphalite avec aphasie, qu'il nous a paru utile de rapporter sans l'abréger. C'est un type des aphasies qui paraissent être primitives. Ce sont les phénomènes cérébraux qui ouvrent la scène, laissant tout à fait dans l'ombre les autres troubles somatiques. L'état éclamptique domine la symptomatologie. Ici la ponction lombaire a été faite, elle ne donne aucune réaction leucocytaire nette.

Brusquement, comme ils ont apparu, les symptômes régressent, d'abord les convulsions, puis les paralysies et cette enfant guérit de son aphasie, ainsi que de l'amaurose et de la surdité.

Au même type se rattache également l'observation de Nil et Filatow, qui nous expose une forme d'encéphalite convulsive chez trois enfants de la même famille.

J'ai rapporté l'observation de MM. Simon et Crouzon, quoique la conclusion de ces auteurs soit : qu'ils se trouvent en présence d'une hémiplégie organique survenant au cours de la chorée. L'enfant a présenté un état infectieux à poussées fébriles nettement caractérisé. L'agitation survenue est à son comble, le délire existe avec des hallucinations de la vue.

L'auteur, se fondant sur la rareté extrême de paralysies incurables de la chorée (Trousseau, Bonnet), pense qu'il s'agit là d'une hémiplégie par ramollissement embolique. Il attribue l'infection à une infection hétérogène qui se serait produite en des points où les membres présentaient des excoriations consécutives aux mouvements désordonnés de l'enfant, et non à la nature infectieuse de la maladie.

Au moment où se produisent les accidents, on ne

relève aucun symptôme d'endocardite à l'auscultation du cœur. Ce ne sera que trois mois après l'apparition de la paralysie avec aphasie que les signes d'un rétrécissement mitral apparaissent. Au moment où l'affection cardiaque débute, l'enfant est au repos, tandis qu'au début de la maladie il se surmenait par des mouvements choréiques violents. Il y avait donc toutes sortes de motifs pour qu'une lésion orificielle se traduisit par des modifications des bruits du cœur. Personne n'ignore, d'ailleurs, la fréquence des troubles cardiaques chez les choréiques et la rareté chez eux des paralysies organiques dues à une embolie.

Pourquoi ne pas admettre ici l'hypothèse d'un état infectieux grave ayant causé de lésions d'encéphalite intense suivies d'un processus dégénératif entrainant une paralysie définitive ?

L'observation d'aphasie au cours de la coqueluche est un exemple de la deuxième forme où les phénomènes méningés sont prédominants. Malgré l'aphasie, l'intelligence du petit malade reste très lucide, la contracture de la nuque et la céphalalgie persistent longtemps après la disparition de la paralysie.

CHAPITRE VI

Diagnostic

L'aphasie est un symptôme qui paraît échapper difficilement à la sagacité du clinicien. Le diagnostic doit s'imposer, semble-t-il, dès la première question adressée au malade. Il en est ainsi, en effet, lorsque nous avons affaire à un vieillard qui a déjà eu plusieurs ictus, et qui se présente à nous avec une hémiplégie et des troubles plus ou moins accentués de la parole. Autre chose est d'examiner un enfant atteint par un processus infectieux bien défini, tel qu'une grippe ou une fièvre typhoïde et qui ne parle pas. Devant cette suppression subite de la parole, on est en droit de se demander s'il s'agit de coma, de paralysie, de mutisme ou d'aphasie.

Nous chercherons donc d'abord quels sont les signes qui nous permettent d'établir le diagnostic positif d'aphasie au cours d'un état infectieux. Nous étudierons ensite les troubles du langage, de façon à définir le genre d'aphasie en présence duquel nous

nous trouvons. Nous éliminerons enfin les affections diverses pouvant présenter l'aphasie pendant la durée de leur évolution, qui ne se rattachent pas à un processus d'encéphalite.

L'existence de l'aphasie toxi-infectieuse a été niée : Dienzaide, dans sa thèse sur les troubles intellectuels transitoires de la fièvre typhoïde, conclut qu'ils sont « moins le fait d'une aphasie véritable que des cas de mutisme plus ou moins accentué. » Il est évident, en effet, que les observations d'aphasie réelle sont beaucoup plus rares que celles de troubles psychiques infectieux avec obnubilation intellectuelle, confusion mentale et mutisme. Nous reconnaissons que nombre de cas publiés sous le titre d'aphasies transitoires sont précisément inutilisables parce que les phénomènes morbides décrits sont d'une interprétation douteuse. Nous pouvons cependant établir des différences entre ces deux états. Le mutisme est nettement caractérisé par ce fait que le petit malade ne prononce absolument aucune parole, et même n'émet aucun son articulé ou pas. L'état mental de ce genre de malades est d'ordinaire singulièrement alarmant, tandis que dans beaucoup de nos observations, l'intelligence du sujet est intacte et qu'il assiste à son aphasie. Je citerai comme exemple les aphasies transitoires de deux enfants déjà grands, âgés de 8 et 9 ans, dans le cours de la fièvre typhoïde et de la coqueluche.

L'apport des toxines par le torrent circulatoire se fait parfois d'une façon massive. Le fonctionnement cellulaire est d'emblée alors réduit à son minimum. L'enfant est comateux, inerte, il a le facies stupide ; ce n'est qu'après quelques jours qu'il semble reprendre conscience de lui-même. Quelques-uns de ces petits malades, après le grand ictus du début, pourront se réveiller à la vie paralysés et aphasiques, mais nous ne compterons pas cette période silencieuse par sidération des fonctions psychiques comme faisant partie de la durée de l'aphasie.

Il ne s'agit point ici également de troubles du langage dus à une paralysie de l'appareil phonateur. Nous avons cité une observation empruntée à la thèse d'Asselineau, dans laquelle l'enfant complètement muet, avait présenté de la paralysie de la langue et des lèvres, probablement due à l'extension du foyer a encéphalite. Or. l'enfant guérit plus vite de la paralysie que de l'aphasie, et il était encore incapable de parler correctement, alors qu'il réalisait avec précision divers mouvements de la langue d'exécution difficile.

Pour faire le diagnostic exact du genre d'aphasie auquel nous avons affaire. il est utile de revenir sur quelques notions élémentaires qui dominent la physiologie du langage normal. Le langage est, en somme. la possibilité de traduire nos états de conscience et leurs modifications à nos semblables. Il est un langage naturel commun à l'espèce humaine et à l'animalité toute entière : celui-là emprunte à la mimique presque toute sa valeur d'interprétation. L'aphasie n'est pas constituée précisément par la perte de cette faculté d'expression, du langage naturel. L'enfant, pendant la première année de sa vie, n'est pas aphasique, puisque on peut dire au pied de la lettre qu'on ne lui a pas encore donné le mot de l'énigme de la parole. L'aphasie a pour effet de supprimer en nous l'usage des sons conventionnels qui constituent notre vocabulaire. Penser, traduire son idée en langage courant, telles semblent être en dernière analyse les opérations intellectuelles élémentaires qui président à la parole. Le mécanisme psychique en est cependant beaucoup plus complexe. L'intelligence du sujet, ou un centre supérieur d'idéation crée la pensée, celle-ci pour être entendue doit être figurée par des mots. Nous avons accumulé dans notre écorce un nombre suffisant de termes pour l'exprimer, il faudra donc évoquer le symbole qui la représente ; ce signe revêtu dans notre esprit d'une forme déterminée par ses caractères visuels et auditifs, est représenté par un son. Le mot trouvé, pour parler, il faudra pouvoir articuler ce son.

L'aphasie peut être produite par une solution de continuité dans l'un quelconque des éléments de cette chaîne fermée qui va de l'idée au mot, comme la définit Brissaud : « C'est un trouble de la fonction qui est intermédiaire entre la faculté de conception, d'une part, et la faculté d'expression, de l'autre. »

Il y a des aphasies d'articulation (anarthrie) où le sujet a perdu la possibilité de prononcer convenablement le mot, des aphasies d'intonation, d'autres ayant un trouble mental à leur origine, un trouble de l'idéation, d'autres enfin qui associent des lésions séparables (aphasie + anarthrie). Il y a des aphasies sensorielles, visuelles, auditives. L'aphasie toxi-infectieuse est une aphasie globale, qui peut réunir divers genres d'aphasie : cécité verbale, surdité verbale, anarthrie, aphasie de Broca vraie, amnésie, parce qu'elle est surtout une aphasie de désagrégation du processus du langage. Tous les centres isolés et les voies d'association peuvent être troublés dans leur fonctionnement par les lésions d'encéphalite.

On s'est demandé, et c'est là l'objection la plus sérieuse, si cete aphasie ne répond pas simplement à une variété d'amnésie.

L'aphasie amnésique existe-t-elle ?... La définition la plus simple que l'on peut en donner est la suivante : c'est l'oubli des mots : c'est précisément cette formule qui a servi à nier ce genre d'amnésie. Qu'est-ce, en effet, qu'une amnésie quelconque, si ce n'est l'oubli d'un mot dans sa représentation visuelle, graphique ou auditive ?... ou encore l'oubli des images auditives, verbales, graphiques... C'est à ce propos que Bouillaud disait : « Distinguer l'aphasie de l'amnésie est chose impossible, on n'y réussira jamais. »

Mais oubli ne veut pas dire destruction. C'est une omission essentiellement transitoire, qui ne résulte pas de l'absence d'une image verbale, mais du manque d'utilisation de cette image effacée momentanément du champ de la conscience. Rapportons-nous à Raymond qui nous dit : « Les images souvenirs diverses ne résultent pas d'impressions localisées dans le cerveau, mais de modalités de cellules spéciales, déterminées par chaque impression et susceptibles de se reproduire. »

Ces modalités sont normalement éveillées par la transmission à la région frontale d'une excitaiton provenant du centre cortical de l'ouïe et de la vue. « Dans l'aphasie amnésique il n'y a pas destruction d'une image mentale, mais défaut d'évocation. »

Ces développements ne correspondent pas uniquement à une entité psychologique, mais à la réalité des faits. C'est précisément, comme nous le dit M. Pitres dans son article du *Progrès Médical*, parce que l'on ne trouvait pas de place pour l'aphasie amnésique dans le cadre général où on a voulu enfermer les troubles de la parole qu'on a cru qu'elle ne pouvait exister.

La malade dont nous parle M. Pitres est une hémiplégique, qui présenta de l'aphasie à la suite d'un ictus apoplectique. Elle réapprenait ses mots partiellement, lorsque ses progrès d'articulation cessèrent et les troubles de la parole semblèrent s'accentuer. La malade comprenait la question posée, mais n'y répondait pas. Elle était capable de désigner l'objet qu'on lui demandait, mais ne pouvait le nommer. Cependant, dès qu'on avait prononcé le nom de cet objet en sa présence, elle le répétait immédiatement sans hésitation et très correctement. L'idée ne déclanchait plus le mot. Cette malade n'était pas évidemment anarthrique, elle n'était pas atteinte de surdité verbale puisqu'elle comprenait très bien ce qu'on lui disait, les images verbales n'étaient pas détruites, puisqu'elle répétait très correctement le mot entendu, dont elle devinait parfois la fin après la première syllabe. Il s'agit ici véritablement d'une amnésie partielle et due aux mots, parfois même à quelques mots. Cette aphasie n'est pas la suppression des acquisitions motrices verbales antérieures, mais leur défaut d'évocation. La malade reconnaît le terme qu'elle cherchait lorsqu'on le lui souffle, mais elle sera incapable de le retrouver dans le coin de sa mémoire, où il est enfoui dès qu'il lui sera nécessaire. A quel genre de troubles mentaux correspond ce syndrome ?... « La compréhension est intacte et l'articulation conservée, il y a trouble dans le mécanisme d'évocation des images verbales. Interruption des voies d'association entre le centre de la parole et un centre hypothétique d'idéation. »

Pour Déjérine l'explication de ce symptôme serait différent. Il croit plutôt, après autopsie, que le syndrome amnésique est dû à des lésions directes, mais partielles des centres nerveux qui sont le siège des représentations verbales, auditives ou autres. Tandis qu'au début on a le syndrome d'une aphasie motrice, au fur et à mesure que les effets accessoires de la lésion disparaissent la symptomatologie se réduit aux seuls symptômes fournis par les lésions des éléments

atteints : syndrome d'amnésie capable de s'atténuer
encore. « Chaque cellule cérébrale reçoit une empreinte, une image, et constitue la base de la mémoire
de cette empreinte, de cette image. La mémoire n'est
que l'ensemble de ces images partielles. L'évocation
spontanée de ces images, l'évocation mnésique né-
cessite l'intégrité absolue psychique et matérielle de
ces images, c'est à-dire, de ces cellules et de leurs
connexions avec leurs voisines. Une image, une mémoire sont d'autant plus résistantes que l'empreinte a
été gravée un plus grand nombre de fois par la répétition même de cette empreinte. L'évocation de cette
image est d'autant plus facile que cette évocation a
été plus souvent répétée. Il n'y a pas de localisations
différentes pour l   ubstantifs, les verbes, les langues
diverses, la construction des phrases, il n'y a que des
images plus ou moins anciennes, plus ou moins empreintes par leur répétition. Les plus récentes d'acquisition, les moins empreintes, disparaissent par une
faible lésion, alors qu'il faut une destruction totale du
centre pour enlever toutes les images. Une lésion légère, très localisée, n'a enlevé que quelques cellules,
on n'a enlevé la fonction que de quelques cellules : le
malade n'a perdu que quelques mots, qu'il ne peut
évoquer spontanément. On lui prononce ce mot u
la première syllabe de ce mot, l'audition vient en aide
à la mémoire d'articulation, l'image affaiblie se réveille momentanément, le malade prononce le mot,
mais il est dans l'impossibilité de l'évoquer spontanément. »

Il y a lieu de se demander si certains troubles de
la parole que nous avons observés ne relèvent pas
de l'explication précédente. Il paraît raisonnable d'admettre cette hypothèse. Il résulte de la lecture d'un
très grand nombre de faits que les troubles aphasiques chez de tout jeunes enfants de 2 à 5 ans, dépen-
dent d'une aphasie amnésique. Les images mentales
ne sont point encore suffisamment gravées pour être
indélébiles, les associations d'idées sont moins étroites, ce qui rend plus fragile la conservation des souvenirs. Combien de fois n'a-t-on pas dû réapprendre à
parler à un enfant qui conversait couramment avant
sa maladie. La trace était si peu profonde ici, que les
acquisitions des cellules cérébrales ont disparu dès la
première intoxication.

On doit donc faire une large part à l'aphasie amnésique, mais il faut admettre cependant, chez les sujets
plus âgés, qu'il y a plus qu'un trouble de la mémoire. Nous pouvons nous rapporter ici aux deux observations personnelles que nous relatons. L'un des
deux enfants, celui dont l'aphasie relevait de la coqueluche présentait aussi de l'aphasie d'intonation.
Quelques jours auparavant, au moment où les phénomènes d'encéphalite atteignaient au maximum d'intensité, le langage lui-même était complètement sup-
primé. De temps à autre, quelques sons gutturaux
remplaçaient le cri hydrencéphalique. Dès que l'enfant fut complètement remis, sans qu'on l'en sollicite
d'ailleurs, il raconta avec ses expressions enfantines

les différentes phases de la maladie. Les plus petits détails avaient été perçus et interprétés, alors que l'on supposait qu'il ne reconnaissait personne.

La formule de l'aphasie toxi-infectieuse se résume donc en ceci : Désintégration du processus intellectuel du langage articulé, perturbation parfois peu accentuée (anarthrie légère, bredouillement des mots), totale et supprimant complètement la parole, ce qui l'a souvent fait confondre avec le mutisme des états infectieux graves.

Il n'est pas surprenant, d'ailleurs, que l'organisme intoxiqué présente à divers degrés de l'aphasie amnésique. Ainsi que le dit Veillet dans sa thèse : « L'aphasie n'est qu'une systématisation des dysmnésies. » Or, les troubles de la mémoire sont très fréquents dans les désordres mentaux survenant au cours des intoxications (confusion mentale, psychoses) combien de malades présentent des lacunes mnésiques après des fièvres typhoïques. Ces dysmnésies peuvent donc être interprétées comme un symptôme fonction d'une intoxication générale.

Dans tous les états morbides où l'organisme se trouve intoxiqué nous reconnaissons dans ses grandes lignes la même symptomatologie, et il sera intéressant de rapprocher, par ces troubles de la mémoire, les aphasies toxi-infectieuses, les infections aiguës à complications nerveuses cérébrales, et certaines manifestations hytériques.

L'aphasie infectieuse est longtemps restée méconnue. On rattachait tous les cas d'aphasie transitoire à des désordres fonctionnels dus à un trouble circulatoire, congestion et ischémie passagères. Un peu plus tard, on constata cette sorte de claudication mentale chez des hystériques, dès lors ce fut l'unique cause de syndrome lorsqu'il était promptement suivi de guérison.

On a donc objecté fréquemment en présence de phénomènes d'encéphalite avec aphasie, lorsque les signes de l'infection causale étaient peu accusés, qu'il s'agissait là d'hystérie. Que dire, lorsque l'enfant privé de la parole présentait aussi en même temps les crises typiques de cette névrose ? L'explication était facile, et, comme toujours, la plus simple n'était-elle pas la plus vraie ?... Une seule cause morbide devait être incriminée, en effet, mais ce n'était pas l'hystérie qui était à l'origine de l'aphasie ; comme ce syndrome, elle n'était ici qu'un épisode, une simple manifestation de l'intoxication généralisée d'un organisme infecté.

Nous rapportons à la fin de ce chapitre deux observations d'aphasie dans le cours de maladies infectieuses avec manifestations de névrose. Il eût été très facile d'en réunir un plus grand nombre. L'apparition des premières crises d'hystérie à l'occasion d'une fièvre éruptive est encore une preuve vraiment manifeste de son origine toxique et de celle de l'aphasie qui l'accompagne.

Étudions à côté de ces cas celui de la fillette de 5 ans, dont il est question dans l'article du docteur

Lautré. Elle est subitement prise, en jouant, d'une aphasie complète, sans troubles généraux d'aucune sorte et guérit dans les trois jours. On ne saurait parler ici d'une aphasie organique, de pareils symptômes étaient attribués autrefois à une aphasie fonctionnelle. Qu'entendait-on par là ? On définissait ainsi un trouble passager et très léger du langage normal. Mais une modification qui supprime l'activité d'un organe peut être difficilement rapportée à sa vitalité. Lorsque le fonctionnement des centres de la parole est involontairement arrêté, il est impossible de ne pas admettre l'existence d'une lésion anatomique à la base de cette destruction de l'équilibre mental physiologique. De quelle nature pourrait être cette altération cérébrale ? Vasculaire, par spasme circulatoire, disait-on autrefois. On se refusait cependant à admettre qu'une congestion passagère puisse produire chez des sujets normaux une aphasie transitoire. Pour en expliquer les effets, on invoquait alors la tare nerveuse insoupçonnée jusque-là : « La névrose latente » dont ce symptôme était la signature révélatrice.

Depuis cette époque, la notion de l'origine toxique de l'hystérie s'accrédite de plus en plus « l'hystérie est une manifestation directe de l'infection qui peut se traduire sur le système nerveux, soit par des névroses, soit par une maladie organique » (Grasset, 1895, leçons cliniques sur les maladies nerveuses). Pourquoi refuser à l'hystérie cette origine, alors que sa symptomatologie présente des similitudes si grandes avec celle des états d'intoxication de l'organisme (alcoolisme psychose) ?

L'hystérique a souvent de la céphalalgie qu'on peut facilement rapprocher de cette céphalée persistante, reliquat si fréquent des maladies infectieuses, typhoïde grippe et surtout encéphalite. Cette douleur intense, gravative, peut aller jusqu'au délire. Ces manifestations délirantes se distingueront par des caractères très nets de celles des vésanies systématisées. Ce sont ici des conceptions créées par les rêves, mobiles, contradictoires, et suivant l'expression de Lasègue pour l'alcoolisme, on peut dire : « Que ce n'est pas un délire, mais un rêve. » Ces hallucinations se retrouvent donc absolument semblables dans les intoxications et dans les infections. Rapprochons ces troubles mentaux de ceux qui sont observés dans la fièvre typhoïde, par exemple. C'est parfois de l'obnubilation simple, de la torpeur intellectuelle, une diminution de l'activité cérébrale : a un degré plus accentué, nous arrivons à la stupeur qui interrompt toute relation avec le milieu extérieur et isole complétement le cerveau intoxiqué. Plus souvent encore, on observe l'automatisme délirant. Nous retrouvons ici la dissociation du centre supérieur et des centres polygonaux. L'automatisme mental prédomine, comme dans le sommeil où « le rêve est la manifestation de l'activité automatique de l'esprit : le délire onirique est le rêve de ce sommeil qui s'appelle la confusion mentale ». Le malade vit son rêve, suivant l'expression de Lasègue, et ce délire somnambulique est absolument analogue à l'état second hystérique. De cette submersion du psychisme supérieur sous l'activité polygonale, émergeront des idées fixes post-oniriques, absolument semblables aux idées fixes post-hypnotiques. (P. Janet.) Or, de même que ces dernières, produites par la suggestion, les idées fixes post-oniriques, nées du délire d'intoxication,, disparaîtront par l'hypnose. L'infection du système nerveux développe dans l'organisme la suggestibilité qui disparaîtra plus tard avec la désintoxication (M. Régis).

Nous retrouverons encore dans ces manifestations nerveuses des dysmnésies de toutes sortes , de même que dans l'hystérie. Dans l'encéphalite complication des maladies infectieuses, on rencontre toute la gamme de ces différents troubles mentaux : la confusion mentale simple, la stupeur, le mutisme, le délire hallucinatoire, les amnésies, les aphasies. Nous pouvons donc conclure (que l'intoxication, l'hystérie et les infections sont miscibles) et l'aphasie accentuation des troubles de la mémoire, provient d'une même cause passagère produisant l'imprégnation toxique des centres nerveux.

Les aphasies chez les hystériques se distinguent assez facilement par l'absence de signes généraux des autres affections cérébrales de l'enfance, pour qu'il soit inutile de rechercher des faits précisant le diagnostic.

Il n'en est plus de même de l'inflammation des méninges fréquente chez les enfants, et en particulier de la méningite tuberculeuse. Si nous analysons la symptômatologie de l'encéphalite, nous y retrouvons, en effet, ce fameux trépied méningitique dont on se sert pour étayer le diagnostic : céphalalgie, vomissements, constipation. Le diagnostic avec la méningite tuberculeuse peut donc être très délicat. Il est à remarquer que la fréquence avec laquelle les accidents d'encéphalite se produisent dans un terrain tuberculeux. Ces enfants sont souvent des hérédo-tuberculeux et peuvent présenter des accidents locaux de tuberculose osseuse ou ganglionnaire. La tuberculose est d'ailleurs une cause d'encéphalite. Nous en avons rapporté un cas. Klippel et Weil ont également observé un cas d'encéphalite d'origine tuberculeuse où les toxines avaient causé des lésions vasculaires et corticales absolument indépendantes de toute néoformation spécifique.

La céphalalgie est constante dans l'encéphalite, de même que les vomissements, les convulsions et surtout les paralysies. Beaucoup d'auteurs ont constaté moins fréquemment la constipation. L'observation que nous rapportons d'aphasie dans le cours de la coqueluche, offre une similitude complète avec le tableau morbide de la méningite tuberculeuse. Le cri hydrencéphalique, les vomissements, la rétraction du ventre en bateau, le signe de Kernig, la contracture de la nuque, les troubles pupillaires, le dermographisme cutané semblaient former un faisceau symptomatique suffisant pour affirmer le diagnostic de tuberculose méningée.

Un seul signe donnera la preuve irrécusable de l'intégrité des enveloppes du cerveau, c'est la ponction lombaire. On peut l'affirmer, après de nombreuses observations, dans tous les cas où l'examen du liquide céphalo-rachidien a été fait, il est histologiquement négatif, pas de lymphocytose, ni de polynucléose, pas plus que de modification du taux de l'albumine. On n'y trouve pas non plus de microbes. Le liquide de la ponction s'écoule rapidement, mais il est toujours limpide. Nous pourrons ainsi éliminer l'hémorragie cérébrale par l'absence d'éléments figurés du sang. Nous pouvons ajouter à cet élément de diagnostic une constatation empruntée à la thèse de Torte. Nous trouvons dans les méningites des paralysies et de l'aphasie, mais leur apparition est beaucoup plus tardive que dans l'encéphalite où le tableau symptomatique maximum se réalise pour ainsi dire d'emblée, comme dans l'ictus cérébral.

Faut-il revenir après avoir parlé des relations de l'aphasie toxi-infectieuse et de l'aphasie hystérique sur la question du méningisme ? On attribuait récemment encore au méningisme toutes les affections morbides curables ressemblant à la méningite. L'encéphalite prendra une grosse part de ces cas de méningisme dans lesquels on doit toujours rechercher l'infection causale. On évitera cependant de rapporter à une inflammation de l'écorce cérébrale les accidents convulsifs que l'on trouve chez l'enfant au début de toutes les pyrexies.

Dans la deuxième forme sous laquelle se présentent les aphasies toxi-infectieuses de l'enfance, il est une affection qui s'offrira tout naturellement à l'esprit du médecin au moment de faire son diagnostic : c'est la paralysie infantile. On décrivait autrefois la paralysie infantile comme une affection survenant presque sans prodromes et frappant de paralysie un enfant en pleine santé. Rapidement, la paralysie flasque régresse en laissant après elle des groupements musculaires atteints de paralysie incurable.

Nos aphasies semblent quelquefois apparaître brusquement, alors qu'on méconnaît l'infection légère qui les cause. On voit alors une hémiplégie droite survenir en même temps que des troubles de la parole et des symptômes méningés. Au bout d'un temps variable, relativement court, l'activité fonctionnelle des membres atteints s'améliore et la paralysie disparaît bientôt complètement en même temps que le langage se rétablit.

Quand on a vu évoluer une polio-encéphalo-myélite à type cérébral accentué, il n'est pas douteux que les ressemblances de ces deux états soient parfois très grandes. Une paralysie infantile à type supérieur est une paralysie grave, souvent mortelle par extension aux noyaux bulbaires. Dans le cas où l'infection se limite, tous les groupements musculaires ne récupéreront pas leur intégrité, et l'enfant, s'il guérit, restera infirme, ce qui assombrit singulièrement le pronostic de la maladie. Dans la paralysie par encéphalite, le plus souvent, comme le montre notre statistique, la guérison est complète, et l'examen électrique des muscles en fournira la preuve. Il serait donc important de pouvoir se baser sur un signe différenciel de ces deux affections pour faire un diagnostic exact. On trouve, assez fréquemment, l'aphasie dans les manifestations cérébrales de la paralysie infantile à type épidémique. Nous en avons recueilli trois cas dans les observations de Médin et nous en rapportons un autre dans lequel il y a association de la polio-myélite de la polio-encéphalite. Il ressort de ces faits, que les paralysies de l'encéphalite présentent des différences assez sensibles avec celles de la polio-encéphalo-myélite. La paralysie n'est jamais aussi complète dans le premier cas. Le membre réagit faiblement à l'excitation et se retire légèrement quand on pique les téguments. De plus, un caractère de différenciation très net, est l'état des réflexes presque toujours exagérés dans l'encéphalite, tandis qu'ils sont abolis ou diminués dans la polio-myélite.

Pour compléter cette étude du diagnostic différenciel, il nous reste à nommer le aphasies transitoires consécutives à l'évolution des tumeurs cérébrales, et les aphasies de l'encéphalite suppurée. Les autres symptômes de ces affections nous permettront d'en reconnaître facilement l'origine par les signes oculaires ou les lésions de la maladie qui a causé l'abcès cérébral.

OBSERVATION

Névrose.

Le 5 janvier 1902, une fillette de 5 ans, bien portante mais nerveuse, ayant eu des convulsions, de mère nerveuse, de père nerveux (convulsions dans le bas-âge), est prise tout à coup de fièvre. On pensa d'abord à la grippe. La température axillaire s'élève de 38°5 à 39°6. Elle reste ainsi en plateau pendant huit jours ; pouls entre 90 et 100.

Le 10 janvier, l'enfant a une sorte de syncope le pouls tombe à 80. Le docteur Glorie, médecin traitant, entend un léger souffle au cœur. Il fait des injections de sérum artificiel.

Le 17 janvier, quand je vois l'enfant, la crise est passée : le pouls est à 100. Il n'y a plus de souffle cardiaque, ni de râles dans la poitrine.

Le 20 janvier, amélioration. Cependant la fillette geint, a du trismus et refuse absolument de dire un mot, ne répondant que par signes.

Le 25, la fièvre est tombée, mais le mutisme persiste ; l'enfant comprend tout, montre la langue quand on le lui demande, mais refuse de parler. Constipation. Quelques râles de bronchite en arrière. Un jour crise nerveuse avec arc de cercle (ébauche d'attaque hystérique).

Le 30 janvier, l'enfant, après cinq à six jours d'apyrexie, présente une température de 40°0, c'est le début d'une rechute, en même temps, l'enfant retrouve l'usage de la parole : la rechute a été courte et bénigne. Guérison.

OBSERVATION

Une petite fille de 4 ans est atteinte d'une rougeole légère. Deux jours après la chute de la température, elle est prise d'une crise hystérique bien caractérisée. Les crises se renouvellent six fois dans les vingt-quatre heures. Puis l'enfant reste agitée. Elle semble atteinte d'une hyperesthésie généralisée à tout le tégument. Sa figure est agitée de petits mouvements convulsifs. On constate en même temps que l'enfant a perdu l'usage de la parole. A toutes les questions qu'on lui pose, elle répond simplement : « boni Madame ». Cette aphasie dura quinze jours ; puis la malade retrouva quelques mots et en quarante-huit heures parla comme auparavant. Sous l'influence du bromure et de la valériane, les autres manifestations disparurent, mais quand l'enfant quitta le service, un mois plus tard, elle présentait encore des accès subits et passagers de gaieté et de tristesse. Son intelligence d'ailleurs assez vive semblait être revenue à son état normal.

Aphasie fonctionnelle.

Le 4 février, je suis appelé auprès de Marie C.....
âgée de 3 ans et demi. Cette enfant qui parlait bien ne
peut plus articuler à peu près aucune syllabe. Aidé de
sa mère, je fais tous mes efforts pour lui faire prononcer divers mots. Toute tentative échoue, malgré la
bonne volonté de l'enfant, ainsi pour dire : Rentrons
à la maison, elle arrive, après des efforts considéra-
bles, à prononcer : « ra... ra... », elle ne peut aller
plus loin, elle devient rouge, fait des gestes qui déno-
tent une vive impatience. Pas de strabisme, pas de
paralysies, les mouvements de la langue ont conservé
leur intégrité. Je ne trouve rien de particulier à l'examen ophtalmologique. Cette aphonie date de quatre
jours. Cette enfant s'amusait, criait, chantait avec des
camarades qui crièrent subitement : « Vive la Répu-
blique ! », chacune s'efforçant de dominer la voix de
sa compagne. Marie C... voulut à son tour crier plus
haut, elle ne put articuler, se mit à pleurer, et, à dater
de ce moment, elle ne peut plus articuler aucune syllabe.

Il a été prescrit à cette enfant pour tout médicament
du brômure de potassium. Cinq jours après l'enfant
se portait bien et parlait avec vivacité et intelligence
comme par le passé.

CHAPITRE VII

Pronostic. — Traitement

L'évolution de l'encéphalite aiguë s'accompagnant d'aphasie vers la guérison est la règle ; de telle sorte que les autopsies relatives à cette affection sont excessivement rares. Le plus souvent, les phénomènes morbides atteignent rapidement le maximum d'intensité, et c'est au moment où l'on désespérait que la convalescence se produit avec régression brusque de l'aphasie.

Le pronostic immédiat est donc favorable.

A côté de la généralité des cas heureux, il y en a d'autres dont l'issue est plus sombre. Lorsque l'intoxication de l'organisme est intense ou que les associations microbiennes en augmentent la gravité, le processus d'encéphalite ne reste pas limité, il se généralise, et atteint les régions sous-corticales, le mésencéphale. C'est alors que la gravité du tableau morbide augmente pour ainsi dire d'heure en heure. Les noyaux bulbaires pris, c'est l'entrave apportée aux fonctions essentielles de la vie : le pneumogastrique paralysé, la respiration insuffisante à l'hématose, l'asphyxie, l'affolement cardiaque avec l'instabilité du pouls cérébral. Il ne faut point malgré cela désespérer, et l'observation d'aphasie dans la coqueluche que nous rapportons en est une preuve. Il faut cependant remarquer que la résistance de l'organisme est alors considérablement diminuée. L'enfant ne s'alimente pas, il n'avale pas, ou du moins avec difficulté, et il lui arrive de déglutir dans son larynx, d'où crise d'asphyxie. Les muscles bronchiques sont paralysés, l'enfant n'expulse plus les mucosités, d'où encombrement des voies respiratoires, la broncho-pneumonie n'est pas loin et c'est la mort rapide des polio-encéphalomyélites.

La terminaison, pour n'être pas fatale, est parfois très sombre ; si la maladie n'entraîne pas la mort, du moins, n'abandonnera-t-elle pas les centres nerveux sans y laisser l'empreinte ineffaçable de ses ravages. Les cellules trop profondément atteintes dans leurs processus vitaux ne récupèrent plus leur intégrité primitive. La réaction dégénérative parenchymateuse et névroglique qui s'est faite durant le cours de l'encéphalite n'est que le premier acte d'une sclérose cérébrale qui s'établira sournoisement. Si l'enfant est jeune, son développement mental se fera difficilement : ce sera un débile intellectuel, quelquefois un idiot. Sans aller jusqu'à cette diffusion il pourra, par lésion localisée, conserver une épine irritative qui en fera un convulsif d'aujourd'hui et peut-être un épileptique de demain. Enfin, les lésions profondes de la zone motrice laisseront subsister, au lieu des troubles parétiques primitifs, une paralysie durable avec contracture, comme dans ce cas où une polio-encéphalo-myélite avec aphasie avait laissé après elle une paralysie persistante du membre inférieur droit et une paralysie spasmodique du membre supérieur correspondant.

Comment éviter de pareilles complications et les traiter lorsqu'elles se sont produites ?

Il faudra toujours, chez l'enfant, et particulièrement les neuro- arthritiques, les prétuberculeux, se méfier et dépister au plus tôt les menaces de convulsion, au début des gastro-entérites qui paraissent si inoffensives. Il en sera de même dans les cas de fièvres éruptives.

L'aphasie constituée, recourir à une médication sédative du système nerveux, en même temps qu'à une désintoxication générale de l'organisme. Il sera bon d'utiliser des moyens physiques, tels que la balnéation tiède, les lotions, les applications de glace sur la tête. On a préconisé la révulsion locale par des pointes de feu sur la région crânienne pariétale préalablement rasée, des onctions à l'onguent mercuriel belladoné. A l'intérieur, le calomel à doses fractionnées, le chloral, la teinture de musc, l'iodure. Certains auteurs, dans le cas de gravité alarmante du processus infectieux et d'affaiblissement du malade recommandent les injections répétées de sérum artificiel.

Voilà pour le traitement immédiat de l'affection et des symptômes généraux. Quant à l'aphasie, elle guérira le plus souvent d'elle-même après une durée de quelques jours à six semaines. Si l'enfant est très jeune, il arrive souvent qu'il soit obligé de réapprendre à parler. La rééducation se fera d'ailleurs très rapidement. Le traitement éloigné sera dirigé en deux sens : le premier aura pour but d'éviter l'intoxication de l'organisme, le deuxième, de s'efforcer de diminuer l'irritabilité du système nerveux. A ce point de vue, nous touchons à la question la plus importante du traitement de l'aphasie. Il importe peu que l'on institue une thérapeutique plus ou moins énergique au moment des accidents, car la curabilité de ce genre d'aphasie ne relève pas d'une pharmacopée heureuse, mais, ce qui est indispensable, c'est d'éviter à ces enfants le retour fréquent des complications nerveuses. Comme le dit M. le professeur Grasset pour l'hystérie : « Le terrain importe plus que le microbe ou que la maladie elle-même. »

Le nombre de ces convulsifs, apprentis hystériques, riches de tares nerveuses dès leur arrivée en ce monde, augmente dans des proportions effrayantes. L'alcoolisme, la syphilis, la tuberculose surtout apportent chacun leur appoint pour léser, avant la naissance, ces pauvres petits cerveaux d'enfants.

Comment seront-ils élevés plus tard ?... Le milieu social vicié auquel ils appartiennent souvent, apportera lui aussi ses habitudes d'alcoolisme et de débauche qui s'ajouteront à l'hérédité pathologique. Le surmenage intellectuel contribuera pour sa part à porter atteinte à ce cerveau déjà peu équilibré.

Il n'en sera pas toujours ainsi, mais il faut savoir prévoir à l'avance les choses possibles. De l'éducation reçue par un enfant dépend l'homme qu'il sera plus tard, c'est un lieu commun bien banal mais qui répond à la réalité des faits et la vérité n'est pas nouvelle.

Malheureusement les tares nerveuses sont le plus souvent familiales, de telle sorte que les générateurs sont parfois incapables de bien diriger leurs enfants. On devra s'inspirer des conseils donnés par M Grasset dans leur éducation : « Surveiller de sept à treize ans l'invasion des tics » C'est l'âge de la chorée. Régler les exercices de sport. De treize à dix-huit ans, se fait l'établissement de la puberté. A ce moment débutent fréquemment l'hystérie, les mauvaises habitudes, le surmenage scolaire. La masse des enfants bien portants a une sorte de paresse automatique, de puissance d'abstraction et de distraction qui est un moyen de défense et préserve la plupart du surmenage scolaire. Le surmenage est une maladie que seuls contractent les prédisposés. L'avenir est aux esprits sains. L'avenir n'est pas à ceux qui se surmènent, comme le dit Bergson, parce que l'avenir ne peut pas être aux malades. Rien n'est plus préjudiciable et plus dangereux que l'oisiveté, et le prédisposé nerveux quelle que soit sa situation, doit travailler. Tenir compte en cela de l'adaptation de chaque profession à chaque individu. Préférer la vie agricole. Une profession devient dangereuse dès qu'elle s'impose au cerveau.

Tels sont les principes d'hygiène mentale en même temps que morale qui devraient régler la vie de ces névropathes en puissance qui guérissent de leur aphasie toxi-infectieuse.

CONCLUSIONS

L'aphasie n'est pas une complication très rare des états infectieux infantiles. Elle est éminemment transitoire et ne survient que chez des sujets prédisposés.

Les troubles du langage sont dus à une encéphalite légère de la zone rolandique qui guérit le plus souvent sans laisser de traces. Ces lésions consistent en une polio-encéphalite, équivalent cérébral de la poliomyélite qui atteint les cornes antérieures de la moëlle.

Le syndrome évolue tantôt comme une complication d'une maladie infectieuse bien définie, il apparaît alors nettement secondaire, tantôt il s'entoure de phénomènes méningés qui prennent la première place et dissimulent l'infection causale.

Le diagnostic d'aphasie infectieuse doit être établi dès le début, car il dirige le pronostic généralement bénin.

On devra cependant faire des réserves sur l'issue de la maladie lorsque l'état infectieux s'aggrave et que les signes d'intoxication bulbaire apparaissent. La mort peut résulter alors de l'extension du processus morbide. La survie est possible, mais si l'enfant est jeune, il en restera souvent des troubles du langage et intellectuels définitifs.

L'aphasie disparaît dans la plupart des cas d'une façon spontanée, ou du moins la rééducation est-elle très rapide lorsque la guérison est complète.

BIBLIOGRAPHIE

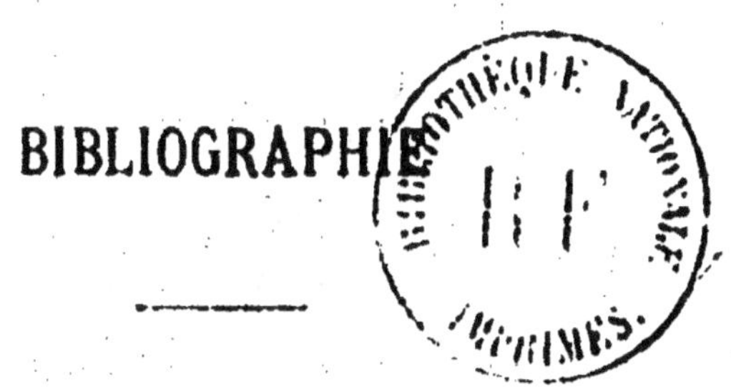

THÈSES DE PARIS

1823. Th. de Piorry. — *Irritation encéphalique des enfants.*

1865. Th. de Vivent. — *Aphasie.*

1868. Th. d'Hayem. — *Diverses formes d'Encéphalite.*

1869. Th. de Lacampre. — *De l'Aphasie.*

1870. Th. de Pruneau. — *Fièvre typhoïde chez les enfants.* (Symptômes.)

1872. Th. de Beaufils. — *Notes sur l'Aphasie.*

1872. Th. de Ricochon. — *Remarques sur l'Aphasie.*

1873. Th. de Rontin. — *Quelques considérations sur l'Aphasie.*

1875. Th. de Legroux. — *Th. d'Agrégation.*

1876. Th. de Landouzy. — *Convulsions liées aux méningo-encéphalites.*

1877. Th. d'Horms. — *Essai sur les troubles de la parole.*

1877. Th. d'Yvon. — *Aphasie. Interprétation des phénomènes.*

1876. Th. de Sazie. — *Troubles intellectuels dans l'Aphasie.*

1880. Th. de LANDOUZY. — *Paralysies dans les maladies infectieuses.*

1882. Th. de COLOMBE. — *De l'Aphasie.*

1882-83. Th. de REDDON. — *Fièvre typhoïde, troubles cérébraux consécutifs.*

1886. Th. de BALLET. — *Le Langage intérieur et les diverses formes de l'Aphasie.*

1892-93. Th. de FONTAGNY. — *Fièvre typhoïde chez les enfants ; Forme méningitique.*

1892-93. Th. de BOULLOCHE.

1893-94. Th. de CHEREAU. — *Aphasie transitoire chez les fumeurs.*

1893-94. Th. de BOUYSSOU. — *Aphasie pneumonique passagère.*

1893-94. Th. de LÉVÊQUE. — *Pseudo-méningite grippale (Enfant).*

1893-94. Th. de TRASTOUR. — *Grippe à forme cérébrale.*

1895-96. Th. de MIRALLIÉ. — *De l'Aphasie sensorielle.*

1895-96. Th. de ROESCH. — *Méningisme.*

1895-96. Th. de DRUOST. — *Angine aiguë non diphtérique.*

1895-96. Th. de SALOMON. — *Hémiplégie pneumonique.*

1896-97. Th. de LEUTZENBERG. — *Aphasie motrice.*

1896. Th. de ROUSSEL. — *Paralysies pneumoniques.*

1896. Th. d'ENOUF. — *Contribution à l'étude de la pneumonie chez l'enfant.*

1897. Th. de POCHON.

1898-98. Th. de CORNEILLE. — Aphasie dans le diabète.

1897-98. Th. de ROCCA. — Méningisme dans les maladies infectieuses.

1897. Th. de MICHEL. — Complications de la Coqueluche.

1898-99. Th. de MOUREYRE. — Manifestations nerveuses de la Scarlatine.

1899-1900. Th. d'ARON. — Aphasie hystérique.

1899-1900. Th. d'ASSELINEAU. — Contribution à l'étude de l'Aphasie dans la fièvre typhoïde.

1899-1900. Th. de BALABANE. — Fièvre typhoïde chez les enfants.

1899-1900. Th. de LAVAL. — Fièvre typhoïde ; méningisme.

1899. Th. d'HOUVENO. — Les Paralysies dans la Coqueluche.

1900-01. Th. de BERNHEIM. — Aphasie motrice.

1900-01. Th. de RATHER. — Fièvre typhoïde chez les enfants ; pronostic ; complications.

1901-02. Th. de CRUCHOUSSET. — Fièvre typhoïde chez l'enfant.

1902. Th. de LAMOUROUX. — Méningisme.

1902-03. Th. de MOXON. — Réactions méningées chez les enfants.

1902-03. Th. de GUIOT.

1902-03. Th. de DIEUZAIDE. — Fièvre typhoïde, troubles intellectuels transitoires chez les enfants.

1903-04. Th. de MOXON. — Avenir des convulsifs.

1903-04. Th. d'Ozun. — *Langage ; Causes du retard de son apparition et de son développement.*

1904-05. Th. de Trunet. — *Poliencéphalite aiguë supérieure et inférieure.*

1904-05. Th. d'Habert. — *Convulsions chez les enfants.*

1906-07. Th. de Chartier. — *Encéphalite aiguë non suppurée.*

1907. Th. de Schmergeld. — *La Poliomyélite aiguë.*

1907-08. Th. de Moutier. — *Aphasie de Broca.*

1907-08. Th. de Tulloy. — *Surdi-mutités.*

1910. Th. de Brissot. — *L'Aphasie dans ses rapports avec la démence et les vésanies.*

THÈSES DE PROVINCE

1886-87. Bordeaux. Th. d'Heuze. — *Troubles intellectuels dans la fièvre typhoïde.*

1886-87. Bordeaux. Th. de Fisneu. — *Rappel de la parole chez les aphasiques.*

1887-88. Lyon. Th. de Belous. — *Phénomènes morbides dans les maladies infectieuses sur les centres nerveux.*

1887-88. Montpellier. Th. de Boudon.

1887-88. Nancy. Th. de Hecut. — *Contribution à l'étude de l'Aphasie.*

1888-89. Th. de Cyreau. — *Des influences psychiques dans l'étiologie des états morbides.*

1888-89. Th. de DENAIBE. — Des paralysies dans la rougeole.

1889-90. Bordeaux, Th. de La QUINQUIS. — Manifestations épidémiques de paralysie faciale dans la grippe, pneumonie-diphtérie.

1889-90. Bordeaux. Th. de DUPIN. — Complications de la grippe.

1889-90. Montpellier. Th. de DORE. — Troubles psychiques dans la grippe.

1889-90. Montpellier. Th. de BARRAU. — Contribution à l'étude de l'aphasie (fièvre typho-malarienne).

1889-90. Montpellier. Th. de PUJOL. — Prophylaxie des maladies infectieuses.

1890-91. Bordeaux. Th. de PASCAL. — Rôle de l'Insula de Reil dans l'aphasie.

1890-91. Lyon. Th. d'ULLIEL. — La grippe et le système nerveux.

1891-92. Nancy. Th. de VOUILLEMIN. — Considérations sur 46 cas de fièvre typhoïde.

1892-93. Bordeaux. Th. d'ADDA. — Etude des paralysies localisées chez les urémiques.

1892-93. Lyon. Th. de BONNET. — Etude des névrites périphériques aiguës post infectieuses.

1893-94. Lyon. Th. d'HARRY. — Neuro-cérébrites toxiques.

1893-94. Lyon. Th. de LESTRA. — Etude clinique de la grippe. Déterminations méningées.

1899-900. Lyon. Th. de JANAKIEFF. — *Paralysies post-pneumoniques.*

1903. Bordeaux. Th. de RATELIER. — *Scarlatine (troubles cérébraux).*

1906-07. Montpellier. Th. de PAILLÈS. — *Aphasies transitoires.*

1908. Lyon. Th. de LEGRAND. — *Les invalides cérébraux.*

1908-09. Bordeaux. Th. de VEILLET. — *Hystérie, rapports avec les états infectieux.*

1902. Toulouse. Th. de LAGRIFFE. — *La cellule nerveuse (pathologie générale).*

PUBLICATIONS

1884. Association française pour l'avancement des sciences (aphasie transitoire. DUNOYER). — *Semaine Médicale*, p. 373.

Union Médicale, avril 1884. — LONGUET.

Semaine Médicale. — DÉJERINE.

1886. *Bulletin de la Société d'anthropologie*, p. 320-323. — DALLY.

Bulletin de la Société d'anthropologie. — DUVAL.

1887. *British Médical journal*, n° 157.

1890. GRASSET. — *Leçons de clinique médicale*, t. I, p. 565 : « Du vertige cardio-vasculaire. Claudication intermittente du cerveau se traduisant par de l'aphasie transitoire. »

1891. Normandie médicale. — GILBERT : *Aphasie fonctionnelle.* « The lancet », p. 973. — SHARKY : *Acute primary inflammation producing hemiplegia and others forms of paralysies.*
Revue de Médecine, p. 372-388. — BERNHEIM.

1892. Semaine Médicale, p. 249. — HUTINEL.
Archives générales de Médecine, p. 1-3. — COURBEMALE.

1893. Société Médicale des Hôpitaux, décembre. — CHANTEMESSE.
British Medical Journal London, p. 176. — DRESCHFELD.

1894. Union Médicale. — RÉGIS.
Revue de Médecine. — PAGLIANO.
Congrès de Lyon : Le méningisme. — DUPRÉ.
Presse Médicale : Pseudo méningite. — CLAISSE.

1895. Archives de Neurologie, p. 108. — BOURNEVILLE et ROGER.
Bulletin Médical, 20 mars. — DÉJERINE.
Archives de Neurologie, p. 378. — PAULHAS.

1896. GRASSET. — *Leçons de clinique médicale*, t. III, p. 77 : « Des diverses variétés cliniques d'aphasie. »
Archives de Médecine expérimentale, t. VIII, p. 371 et 515 : « Contribution à l'étude des aphasies ». — GOMBAULT et PHILIPPE.

1897. Presse Médicale, 20 décembre. — MARIE : « L'évolution du langage considérée au point de vue de l'étude de l'aphasie. »

1898, *Presse Médicale*, n° 20. — BALLET : « Lésions
corticales et médullaires dans la psychose
poly-névritique. »

Progrès Médical. — PITRES : « Aphasie amnésique. »

Archives de Médecine des Enfants. — LEROUX :
« Paralysies dans la coqueluche. »

Archives de Médecine des Enfants. — MÉDIN :
« Épidémies de paralysie infantile. »

1899. *Archives de Neurologie*, p. 278, t. I. — RÉGIS :
« Les psychoses d'auto-intoxication. Considérations générales. »

Revue de Médecine, avril 1899. — ROGER :
« Étude clinique sur quelques maladies infectieuses. »

Revue mensuelle des Maladies de l'Enfance. —
GUINON.

1900. *Bulletin de la Société de pédiatrie*. — NOBÉ-
COURT et DELESTRE : « Méningite séreuse. »
Société Médicale des Hôpitaux de Paris.
Revue Neurologique. — HUET.

1901. *Gazette de Hôpitaux*, nos 5 et 8 : « Les associations d'images verbales et l'aphasie chez les
enfants ». — BERNHEIM.

Gazette des Hôpitaux, nos 77 et 80. — BER-
NHEIM : « État actuel de la question de l'aphasie motrice. »

Cyto-diagnostic du liquide céphalo-rachidien.

Société Médicale des Hôpitaux de Paris. — Babinski et Nageotte.

Journal of American association of Chicago, p. 659-665. — Cotton.

Archives générales de Médecine, septembre-octobre et novembre : « Étude anatomo-clinique des aphasies ». — Touche.

1902. Revue Neurologique, n° 13. — Ladame.

1903. Société Médicale des Hôpitaux, 22 décembre 1893. — Chantemesse.

1904. Gazette des Hôpitaux. — R. Cestan et Lejonne : « Encéphalite aiguë. »

Revue des Maladies de l'Enfance, p. 513. — Docteurs Simon et Crouson : « Hémiplégie complète, suivie de contracture avec aphasie au cours de la chorée. »

Journal de Médecine interne. — Mery : « Paralysie infantile anormale. »

Journal de Médecine interne. — Raymond : « Polio-encéphalite chez un enfant. »

1905. Revue Neurologique, p. 251. — M. Favre-Beaulieu.

Australian Medical Gazette-Sydney. — The recent epidemic of infantile paralysis.

Journal de Psychologie normale et pathologique, p. 1 à 15. — Roy et Dupouy : « Aphasie chez un morphinomane. »

Revue Neurologique, 15 avril, p. 377. — Kler-

PEL. : « Syndrome paralytique par encéphalite tuberculeuse.

1906. *Semaine Médicale*, 17 octobre. — MARIE.

Archives de Médecine des Enfants, novembre, n° 11. — RAYMOND : « L'encéphalite aiguë non suppurée. »

Bulletin Médical, janvier. — COMBY : « Encéphalite aiguë. »

Contributo alla dottrina delle afasie. Annali di Nirroglia. — D' BIANCHI.

Revue Médicale de l'Est, novembre. — BERNHEIM : « Conception nouvelle de l'aphasie. »

Presse Médicale, 11 juillet. — DÉJERINE : « Aphasie sensorielle. »

1907. *Presse Médicale*, 12 janvier. — MARIE : « Rectification à propos de la question de l'aphasie. »

Nouvelle Iconographie de la Salpêtrière, p. 122-145. — ROSSI ITALO : « Coïncidence chez les mêmes malades de la paralysie cérébrale infantile et de la paralysie spinale infantile. »

Archives de Médecine Expérimentale, janvier. — LAIGNEL-LAVASTINE et VOISIN : « Anatomie pathologique et pathogénie de l'encéphalite aiguë. »

Archives de Médecine expérimentale, janvier. — ALQUIER et BAUDOIN.

Encéphale, 2 février. — ANGLADE et JACQUIN :
« Hérédo-tuberculose et idioties congénitales. »

1909. *Encéphale*, juillet. — KLIPPEL et LHERMITTE :
« Les encéphalites à cellules plasmatiques. »
Archives de Médecine expérimentale. — KLIP-
PEL et WEIL.

TRAITÉS

Pathologie nerveuse, 1910. — RAYMOND.
Maladies infectieuses. — ROGER.
Traité des Maladies de l'Enfance. — COMBY.
Traité des Maladies de l'Enfance. — HUTINEL.
Traité clinique des Maladies des Enfants. — BARTHEZ
et SANNÉ.
Leçons sur les Maladies de l'Enfance. — J. WEST.
Maladies de l'Encéphale. — ABERCROMBIE.
Cliniques de l'Hôtel-Dieu. — TROUSSEAU.
Maladies du système nerveux. — CHARCOT.
Étude du langage chez les idiots. — MAGNAN.
Traité de l'Encéphalite. — BOUILLAUD.
L'Hérédité morbide. — DOCTEUR RAYMOND (de Mont-
pellier).

Toulouse. — DIRION, libraire, rue de Metz, 22